Ratgeber Magersucht

Ratgeber zur Reihe Fortschritte der Psychotherapie
Band 17
Ratgeber Magersucht
von Dr. Thomas Paul und Dr. Ursula Paul

Herausgeber der Reihe:
Prof. Dr. Dietmar Schulte, Prof. Dr. Kurt Hahlweg,
Prof. Dr. Jürgen Margraf, Prof. Dr. Dieter Vaitl

Begründer der Reihe:
Dietmar Schulte, Klaus Grawe, Kurt Hahlweg, Dieter Vaitl

Ratgeber Magersucht

Informationen für Betroffene und Angehörige

von Thomas Paul und Ursula Paul

HOGREFE · GÖTTINGEN · BERN · WIEN · PARIS · OXFORD · PRAG
TORONTO · CAMBRIDGE, MA · AMSTERDAM · KOPENHAGEN

Dr. Thomas Paul, geb. 1950. Seit 1994 Leitender Psychologe in der Medizinisch-Psychosomatischen Klinik Bad Bramstedt.

Dr. Ursula Paul, geb. 1968. Seit 2007 als Psychotherapeutin in eigener Privatpraxis in Hamburg tätig.

Wichtiger Hinweis: Der Verlag hat für die Wiedergabe aller in diesem Buch enthaltenen Informationen (Programme, Verfahren, Mengen, Dosierungen, Applikationen etc.) mit Autoren bzw. Herausgebern große Mühe darauf verwandt, diese Angaben genau entsprechend dem Wissensstand bei Fertigstellung des Werkes abzudrucken. Trotz sorgfältiger Manuskriptherstellung und Korrektur des Satzes können Fehler nicht ganz ausgeschlossen werden. Autoren bzw. Herausgeber und Verlag übernehmen infolgedessen keine Verantwortung und keine daraus folgende oder sonstige Haftung, die auf irgendeine Art aus der Benutzung der in dem Werk enthaltenen Informationen oder Teilen davon entsteht. Geschützte Warennamen (Warenzeichen) werden nicht besonders kenntlich gemacht. Aus dem Fehlen eines solchen Hinweises kann also nicht geschlossen werden, dass es sich um einen freien Warennamen handele.

Bibliografische Information der Deutschen Nationalbibliothek

Die Deutsche Nationalbibliothek verzeichnet diese Publikation in der Deutschen Nationalbibliografie; detaillierte bibliografische Daten sind im Internet über http://dnb.d-nb.de abrufbar.

© 2008 Hogrefe Verlag GmbH & Co. KG
Göttingen · Bern · Wien · Paris · Oxford · Prag
Toronto · Cambridge, MA · Amsterdam · Kopenhagen
Rohnsweg 25, 37085 Göttingen

http://www.hogrefe.de
Aktuelle Informationen · Weitere Titel zum Thema · Ergänzende Materialien

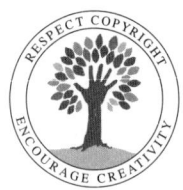

Das Werk einschließlich aller seiner Teile ist urheberrechtlich geschützt. Jede Verwertung außerhalb der engen Grenzen des Urheberrechtsgesetzes ist ohne Zustimmung des Verlages unzulässig und strafbar. Das gilt insbesondere für Vervielfältigungen, Übersetzungen, Mikroverfilmungen und die Einspeicherung und Verarbeitung in elektronischen Systemen.

Umschlagabbildung: © Getty Images
Satz: Grafik-Design Fischer, Weimar
Gesamtherstellung: AZ Druck und Datentechnik, Kempten
Printed in Germany
Auf säurefreiem Papier gedruckt

ISBN 978-3-8017-2195-4

Inhaltsverzeichnis

Vorwort 7

1 „Magersucht" – was ist das? 9
1.1 Woran erkennt man, dass jemand an einer Magersucht leidet? 9
1.2 Woran erkennt der Fachmann, dass ein Mensch an einer Magersucht leidet? 11
1.3 Woran kann ich selbst erkennen, dass ich magersüchtig bin? 15
1.4 Wer ist davon betroffen? 16
1.5 Wie entwickelt sich eine Magersucht weiter? 17
1.5.1 Prognose 17
1.5.2 Körperliche Folgeerscheinungen der Magersucht ... 19
1.6 Inwiefern ist von der Magersucht auch das Umfeld betroffen? 20

2 Wie entsteht eine Magersucht und warum geht sie nicht von allein weg? 22

3 Was kann man gegen eine Magersucht tun? 31
3.1 Kann man selbst etwas tun? 31
3.2 Wie sieht grundsätzlich die Behandlung aus? 32
3.2.1 Bearbeitung der körperlichen Faktoren: Gewichtszunahme und Normalisierung des Essverhaltens ... 32
3.2.2 Bearbeitung der Körperschemastörung 36
3.2.3 Bearbeitung der zugrunde liegenden Problembereiche 38
3.3 Ambulante oder stationäre Behandlung? 38
3.4 Medikamentöse Behandlung 41
3.5 Was kann ich zu meiner Behandlung beitragen? ... 42
3.6 Was Angehörige tun können 43
3.7 Was kann ich von der Behandlung erwarten? 44
3.8 Muss ich vielleicht etwas in meinem Leben ändern? 46

4 Ein Fallbeispiel 48

Anhang 54
Wichtige Adressen 54
Literatur 55
Arbeitsblätter 57

Vorwort

Mit unserem kleinen Ratgeber zur Magersucht wollen wir Betroffene und Angehörige erreichen, die sich schnell über dieses Krankheitsbild informieren wollen. Dabei werden wir uns im Wesentlichen darauf beschränken, Auskunft zu folgenden Fragestellungen zu geben:
1. Woran erkenne ich, dass ich selbst oder ein Angehöriger von mir an dieser Erkrankung leidet?
2. Welche Ursachen führen zu dieser Erkrankung und wie ist der langfristige Verlauf?
3. Was kann man dagegen tun und wo kann ich Hilfe erhalten?

Dieses Buch kann keine ärztliche oder psychotherapeutische Behandlung ersetzen und es ist auch nicht als Selbsthilfebuch oder Therapiemanual für Betroffene oder Helfer gedacht. Durch die dargestellten Informationen wollen wir einen ersten sachlichen Überblick über das Phänomen „Magersucht" vermitteln und pragmatische Hilfestellungen für Fragen anbieten, die uns häufig in der Arbeit mit Betroffenen und deren Angehörigen begegnet sind. Wir wollen Betroffene und Angehörige ermutigen, sich dem Kampf gegen diese Erkrankung zu stellen, nicht die Hoffnung auf Besserung aufzugeben oder zu resignieren, sondern weiterhin nach Lösungsmöglichkeiten zu suchen. Da wir beide täglich und seit vielen Jahren mit diesen Betroffenen arbeiten, wissen wir sowohl aus der Sicht von Therapeuten als auch aus der Sicht von Betroffenen, wie hart diese Arbeit ist, mit welchen Enttäuschungen man manchmal konfrontiert wird und wie viel Kraft und Mut Betroffene in der Therapie benötigen. Wir wissen aber auch, welche wunderbaren Wandlungen Betroffene im Rahmen einer Therapie vollziehen können, kennen das Glücksgefühl dieser erfolgreichen Betroffenen und den Stolz der Therapeuten, die an diesem Prozess beteiligt sein durften. Auch wenn die „Heilungsraten" bei dieser Erkrankung zu niedrig sind und die Sterberate erschreckend hoch, so sollten wir dies als Herausforderung begreifen, uns darum zu bemühen, Fortschritte in jedem Einzelfall zu erzielen. Auf Seiten der Betroffenen wird es darum gehen, sich der Erkrankung und der Angst vor Veränderungen zu stellen. Die Angehörigen werden lernen müssen, ihre Rolle bei der Aufrechterhaltung der Erkrankung zu überdenken und die Helfer werden weiterhin bemüht sein müssen, gemeinsam mit allen Beteiligten dem Betroffenen einen konstruktiven Weg aus der Erkrankung aufzuzeigen und dabei adäquate Hilfestellungen zu leisten.

Bad Bramstedt, im März 2008 *T. Paul und U. Paul*

1 „Magersucht" – was ist das?

1.1 Woran erkennt man, dass jemand an einer Magersucht leidet?

Während die Magersucht vor 30 Jahren eher noch zu den selteneren Erkrankungen zählte, kann man heutzutage magersüchtige Menschen fast überall antreffen. Geht man am Samstagmorgen durch die Fußgängerzone einer Großstadt und beobachtet die zahllosen Mitmenschen hinsichtlich ihrer Körpergestalt etwas genauer, so dürfte es nicht schwer fallen, unter diesen auch die eine oder andere magersüchtige junge Frau zu vermuten. Ein erster Hinweis auf eine Magersucht ist das auffallende Untergewicht der Betroffenen. Frauen weisen kaum noch weibliche Körperproportionen auf, auch Männer sind völlig abgemagert. Bei eng anliegender Kleidung sieht man gelegentlich sogar die Knochen hervorstechen. Aufgrund von Mangeldurchblutung sind oft die Hände, die Füße und auch die Nase deutlich rot-violett verfärbt. Während manche magersüchtigen Menschen ihre Erkrankung zur Schau stellen und durch ihren abgemagerten Körper versuchen, die Aufmerksamkeit anderer auf sich zu ziehen, verbirgt der Großteil der Magersüchtigen ihre Körpergestalt unter weiter, figurverhüllender Kleidung. Auch der Fachmann erkennt manchmal erst das ganze schreckliche Ausmaß der Erkrankung, wenn die Betroffenen in ausgezogenem Zustand vor ihm stehen. Nicht selten wird die Erkrankung von den Betroffenen verleugnet. Sie brauchen häufig viele Jahre, bis sie sich zu ihrer Erkrankung bekennen und sich um Hilfe bemühen. In den meisten Fällen entwickelt sich die Erkrankung schleichend über viele Wochen und Monate hinweg. Dabei haben die Betroffenen vor Beginn der Symptomatik zumeist ein annähernd normales Gewicht, mit dem sie sich aber nicht mehr wohl fühlen und das sie etwas reduzieren möchten.

Im Folgenden werden stichpunktartig wesentliche Merkmale genannt, die auf das Vorliegen einer Magersucht hindeuten können. Keines davon allein kann die Diagnose einer Magersucht rechtfertigen, und nicht alle untergewichtigen Menschen sind magersüchtig. Untergewicht ist nur *ein* Kennzeichen der Magersucht und es müssen weitere hinzukommen (s. u.), damit

Tabelle 1: Wesentliche Merkmale von Magersucht

Körperlich	– Deutliches Untergewicht. – Häufiges Frieren. – Mangeldurchblutungen. – Schlafstörungen. – Geräusch- und Lichtempfindlichkeit. – Haarausfall und trockene Haut. – Aussetzen der Regelblutung.
Gefühle/ Denken	– Drastischer Gewichtsverlust, der von der Betroffenen positiv erlebt wird. – Große Angst vor Gewichtszunahme und davor, die Kontrolle über die Nahrungsaufnahme zu verlieren. – Fixierung der Gedanken auf Essen und Gewicht. Teilweise beginnen die Betroffen Kochbücher oder andere Utensilien im Zusammenhang mit Essen zu sammeln oder auch Lebensmittel zu horten, kochen für andere Familienmitglieder und interessieren sich auffallend für das Essverhalten anderer. – Entscheidungsschwierigkeit bei der Nahrungsauswahl. – Starke Stimmungsschwankungen. – Depressive Verstimmungen bis hin zu schweren Depressionen.
Verhalten	– Rituale und Zwänge im Essensbereich (z. B. nur zu bestimmten Zeiten essen; nicht vor einer bestimmten Zeit essen; Essen nur als Belohnung für sportliche Anstrengungen etc.). – Beschränkung der Nahrungsmittelauswahl. Es wird versucht, so wenig wie möglich zu essen, Fett wird vermieden, es werden hauptsächlich kalorienarme oder -reduzierte Nahrungsmittel aufgenommen. – Kalorienzählen zur Kontrolle der Nahrungsaufnahme. – Vermeiden der Nahrungsaufnahme im Beisein von anderen und Vermeiden von Aktivitäten, bei denen die Nahrungsaufnahme eine Rolle spielt (gemeinsames Essengehen, Partys und Feten, Mahlzeiten in der Kantine etc.). – Bei ca. der Hälfte der Patienten Auftreten von Heißhungeranfällen, während derer die Betroffenen die Nahrungsmittel zu sich nehmen, die sie eigentlich vermeiden wollen. – Erbrechen von Nahrungsmitteln zur Gewichtskontrolle. – Häufiges Wiegen, gelegentlich mehrfach täglich. – Vermehrtes Sporttreiben (Fitnesstraining, joggen, reiten, Rad fahren etc.); Versuche, ständig in Bewegung zu sein. – Rückzug von Freunden und Bekannten.

die Diagnose einer Magersucht gestellt werden kann. Es gibt viele andere Erkrankungen, die mit Untergewicht einhergehen, und es gibt auch Menschen, die völlig gesund aber konstitutionell bedingt untergewichtig sind. Trotz größter Anstrengungen gelingt es diesen nicht an Gewicht zuzunehmen. Dies sind sicherlich aber ganz seltene Ausnahmen.

1.2 Woran erkennt der Fachmann, dass ein Mensch an einer Magersucht leidet?

Während Übergewicht ab einem gewissen Ausmaß nicht mehr verheimlicht werden kann, gelingt es magersüchtigen Menschen teilweise, ihre Erkrankung lange zu verbergen. Dabei weisen sie eine Essstörung weit von sich und werden ärgerlich, wenn sie auf Hinweise dafür angesprochen werden. Ohne die Kooperation der Erkrankten ist daher die Diagnosestellung nicht einfach und zumeist dann besonders langwierig, wenn zuvor – aufgrund der Verleugnung der Betroffenen – alle möglichen organischen Ursachen ausgeschlossen werden müssen, die mit einem starken Untergewicht oder Gewichtsverlust verbunden sein können. Absolut sicher kann man bei der Diagnosestellung erst dann sein, wenn die Betroffenen dem Behandler gegenüber ehrlich sind und wahrheitsgetreu Auskunft geben. Dies ist leider nicht immer der Fall, da ein Teil der Betroffenen an einer mangelnden Krankheitseinsicht leidet und die Erkrankung verleugnet. In dieser Phase der Erkrankung, die häufig besonders bei Krankheitsbeginn sehr ausgeprägt ist, sind die Betroffenen nur wenig therapiemotiviert und lehnen Hilfe von außen vehement ab. Von daher ist es in jedem Fall wichtig, das Vertrauen der Betroffenen zu erlangen und sie dadurch zur Kooperation zu bewegen, dass sie in dem Behandler einen Helfer und keinen Gegner sehen können.

Von einer Magersucht kann man erst dann sprechen, wenn eine Vielzahl von Merkmalen *gleichzeitig* erfüllt ist. Das sind (1) ein erhebliches Untergewicht, (2) eine ausgeprägte Angst vor Gewichtszunahme, (3) eine Störung der Wahrnehmung des eigenen Körpers, d. h. die Betroffenen überschätzen ihren Körperumfang, (4) eine überstarke Abhängigkeit des Selbstwertes vom eigenen Körper und der Figur sowie (5) das Aussetzen der Regelblutung. Im Folgenden sollen die einzelnen Merkmale genauer beschrieben werden.

1. Ein erhebliches Untergewicht

Bei einem erwachsenen Menschen geht man davon aus, dass er untergewichtig ist, wenn sein Körpergewicht deutlich unter dem zu erwartenden Gewicht von gesunden Personen gleicher Größe liegt. Um dafür einen festen Vergleichsmaßstab zu haben, hat man den Body Mass Index *(BMI)* eingeführt. Der BMI beschreibt das Verhältnis von Körpergewicht zur Körpergröße und korreliert eng mit dem Körperfettanteil. Der BMI wird nach folgender Formel berechnet:

$$\frac{\text{Gewicht in Kilogramm (kg)}}{\text{Körpergröße (m)}^2}$$

Durch die Berechnung des BMI lässt sich problemlos feststellen, ob eine Person noch in einem vertretbaren gesunden Gewichtsbereich liegt. Der „wünschenswerte" BMI hängt vom Alter ab und steigt mit den Jahren an. Die Tabelle 2 zeigt BMI-Werte für verschiedene Altersgruppen.

Tabelle 2: BMI-Werte für verschiedene Altersklassen

Alter	BMI
19–24 Jahre	19–24
25–34 Jahre	20–25
35–44 Jahre	21–26
45–54 Jahre	22–27
55–64 Jahre	23–28
>64 Jahre	24–29

Neben dem Alter spielt auch das *Geschlecht* eine wichtige Rolle. Männer haben in der Regel einen höheren *Anteil von Muskelmasse an der Gesamtkörpermasse* als Frauen. Deshalb sind die Unter- und Obergrenzen der BMI-Werteklassen bei Männern etwas höher als bei Frauen. So liegt das Normalgewicht bei Männern laut DGE (Deutsche Gesellschaft für Ernährung) im Intervall von 20 bis 25, während es sich bei Frauen im Intervall von 19 bis 24 befindet. Bei jüngeren Personen wird der gesunde BMI anhand von Perzentil-Kurven bestimmt.

> **Beispiel:**
>
> Eine junge Frau wiegt 66 kg bei einer Körpergröße von 1,72 m. Der BMI ($66/1{,}72^2$) beträgt somit 22,3. Damit liegt sie im Bereich des Normalgewichtes. Würde sie 46 kg wiegen, so hätte sie einen BMI von 15,5 und wäre damit deutlich untergewichtig (vgl. Tabelle 3).

Von Untergewicht würde man bei einem BMI unter 19 (bei Männern 20) sprechen. Ein BMI von unter 17,5 bei einer volljährigen Frau, unter 18,5 bei einem Mann, wäre bereits ein erster Hinweis auf das Vorliegen einer Magersucht.

Tabelle 3: BMI-Klassifikation in Abhängigkeit vom Gewicht

Klassifikation	männlich	weiblich
Magersucht	< 18,5	< 17,5
Untergewicht	< 20	< 19
Normalgewicht	20–25	19–24
Übergewicht	25–30	24–30
Adipositas	30–40	30–40
massive Adipositas	> 40	> 40

2. Ausgeprägte Angst vor Gewichtszunahme

Obwohl von Magersucht Betroffene durch ein auffallendes Untergewicht gekennzeichnet sind, haben sie in der Regel eine sehr starke Angst vor einer Gewichtszunahme. Sie befürchten, dass sie übergewichtig werden. Für die weit überwiegende Mehrzahl der Betroffenen ist diese Angst völlig unbegründet, da sie niemals in ihrem Leben übergewichtig waren und auch keine Veranlagung dazu aufweisen. Vermutlich steht hinter dieser Angst vor Gewichtszunahme letztlich die Befürchtung, die Kontrolle im Essensbereich nicht mehr aufrechterhalten zu können, sobald in den Anstrengungen nur etwas nachgelassen wird. Dies würde auch erklären, warum die Angst mit fortschreitender Gewichtsabnahme immer größer wird: Eine weitere Gewichtsabnahme zu erreichen wird immer schwieriger, die Betroffenen nehmen teilweise von Nahrungsmengen zu, mit denen ein normalgewichtiger Mensch abnehmen oder sein Gewicht halten würde, da sich ihr Grundumsatz reduziert hat.

3. Störung der Wahrnehmung des eigenen Körpers

Diese Störung, auch *Körperschemastörung* genannt, drückt sich darin aus, dass die Magersüchtigen häufig ihre Körperproportionen überschätzen. So empfinden die Betroffenen trotz ihres ausgemergelten Körpers spezifische Körperteile oder sich insgesamt als zu dick. Manche Betroffene leiden auch darunter, dass sie sich insgesamt oder Teile ihres Körpers als unproportioniert einschätzen. Hierbei werden meistens die Brust, der Bauch, das Gesäß und die Oberschenkel als problematisch erlebt. Obwohl die Betroffenen bereits stark an Gewicht verloren haben, empfinden sie diese Körperpartien als weiterhin unverhältnismäßig groß. Dabei handelt es sich aber nicht um eine generelle Wahrnehmungsstörung, da die Betroffenen sehr akkurat andere Gegenstände oder Menschen einschätzen können. Es ist vielmehr eine *Fehlempfindung* in Bezug auf ihren eigenen Körper oder spezifische Körperproportionen. In der Regel ziehen die Betroffenen aus ihrem ausgemergelten Körper sehr viel Selbstwert, da sie sich dadurch als etwas Besonderes begreifen und sind somit sehr bemüht, diesen Status nicht zu verlieren. In Extremfällen besteht aber auch eine körperliche Abneigung, die so stark ausgeprägt sein kann, dass die Betroffenen ihren Körper nur noch als lästiges Übel begreifen und ihn am liebsten nicht versorgen würden.

4. Überstarke Abhängigkeit des Selbstwertes vom eigenen Körper und der Figur

Das Selbstwerterleben von Betroffenen mit Magersucht wird zum großen Teil aus ihrem Gewicht und ihrer Körperform gespeist. In Extremfällen ist der Stolz auf den Körper und die Figur noch die einzige „Säule", auf der ihr

Selbstwertgefühl gebaut ist. Nehmen solche Menschen an Gewicht zu, so fühlen sie sich typischerweise beschämt, enttäuscht, entmutigt und befürchten die Kontrolle über sich zu verlieren. Gelegentlich denken sie sogar, sie wären es gar nicht wert zuzunehmen oder hätten es nicht verdient, bevor sie nicht in anderen Bereichen außerordentliche Leistungen erbringen würden. Eine weitere Gewichtsabnahme hingegen wird häufig als tiefe Befriedigung empfunden, weil hierdurch eine hohe Leistungsfähigkeit und die Befähigung etwas Besonderes zu sein – zumindest in diesem Bereich – dokumentiert wird. Da die Interessensbereiche Magersüchtiger sich zunehmend einengen, gehen andere wichtige Quellen von Selbstwert, wie z. B. Freundschaften oder Hobbies, zunehmend verloren, was die Bedeutung der Figur, des Gewichts und der Kontrolle im Essensbereich für das Selbstwertgefühl weiter steigert.

5. Aussetzen der Regelblutung

Bei den meisten Magersüchtigen bestand vor Ausbruch der Erkrankung eine regelmäßige Menstruation. Das Ausbleiben der Regel (Amenorrhoe) zeigt, dass eine hormonelle Störung besteht, die in fast allen Fällen allein auf das vorhandene Untergewicht zurückgeführt werden kann. Die Amenorrhoe beruht auf einer extrem erniedrigten Östrogenausschüttung. Deswegen wird diesen Betroffenen häufig auch die Pille verschrieben, deren Einnahme dann einen normalen Zyklus vortäuscht. Es besteht dabei die Gefahr, dass die Betroffenen den weiterhin bestehenden körperlichen Mangelzustand verleugnen. Bei kontinuierlicher Gewichtszunahme kommt es in der Regel zum spontanen Einsetzen der Regelblutung, sobald der Körper sich wieder in einem physiologischen Gleichgewichtszustand befindet.

1.3 Woran kann ich selbst erkennen, dass ich magersüchtig bin?

Man kann davon ausgehen, dass die Betroffenen selbst sehr früh wissen, dass sie an einer Magersucht erkrankt sind. Die Erkrankung wird jedoch häufig verleugnet und nicht wenige Betroffenen verweigern die Inanspruchnahme von Hilfe, da sie befürchten, an Gewicht zunehmen zu müssen. Allerdings sind auch nicht bei jeder Störung des Essverhaltens gleich die Kriterien für eine Magersucht erfüllt. Deshalb sollen im Folgenden (vgl. Kasten) die Anzeichen aufgeführt werden, an denen Sie merken können, ob Sie an einer Magersucht erkrankt sind.

> **Wesentliche Merkmale zur Selbsteinschätzung von Magersucht**
>
> 1. Sie haben Untergewicht. Ihr Body Mass Index liegt unter 17,5 (bzw. 18,5 bei Männern, vgl. Seite 13).
> 2. Sie haben Angst vor einer Gewichtszunahme.
> 3. Sie *empfinden* sich nicht als untergewichtig; einzelne Körperpartien erscheinen Ihnen immer noch zu dick oder *fühlen* sich zu dick an.
> 4. Es hat für Ihr Selbstwertgefühl eine große Bedeutung, dass Sie so untergewichtig sind und eine solch schlanke Figur haben. In manchen Momenten sind Sie sogar stolz darauf.
> 5. Sie denken sehr viel an Essen und Ihr Gewicht. Manchmal können Sie an gar nichts anderes mehr denken.
> 6. Sie haben keine regelmäßige Menstruation oder bekommen diese nur mithilfe der Pille.
> 7. Sie erkennen sich in vielen Punkten der Tabelle 1 (vgl. Seite 10) wieder.

Je mehr Merkmale aus dem Kasten auf Sie zutreffen, desto höher ist die Wahrscheinlichkeit, dass Sie magersüchtig sind.

1.4 Wer ist davon betroffen?

Die Magersucht ist eine Erkrankung, von der hauptsächlich junge Frauen betroffen sind. Aufgrund umfangreicher Untersuchungen an Bevölkerungsstichproben ist davon ausgehen, dass ca. 1 bis 2 % der jungen Frauen in Deutschland und auch in vergleichbaren Industrienationen an dieser Erkrankung leiden. Deutlich mehr Frauen als Männer erkranken an Magersucht: Das Verhältnis von Frauen zu Männern beträgt 12 zu 1, weshalb die Magersucht oft als *Frauenkrankheit* angesehen wird. Betrachtet man das Alter, in dem die meisten Betroffenen erkranken, so fällt auf, dass ein Großteil im Altersbereich um 14 Jahre und ein weiterer Teil im Altersbereich um 18 Jahre erkrankt. Man spricht daher auch von der „Pubertätsmagersucht". Ein erstmaliges Auftreten der Erkrankung vor dem 12. Lebensjahr und nach dem 25. Lebensjahr ist selten. Man findet jedoch immer wieder Magersüchtige, die deutlich jünger sind und zunehmend solche, bei denen die Erkrankung erst im relativ hohen Erwachsenenalter auftritt. Dachte man früher, dass die Erkrankung nach dem 20. Lebensjahr nicht mehr entstehen könne, so weiß man heute, dass es Lebensumstände gibt, in denen auch ältere Personen an einer Magersucht erkranken können.

Essstörungen wie die Magersucht sind vermutlich auch stark von gesellschaftlichen Bedingungen abhängig. Obwohl sie überall auf der Welt zu finden sind, kommen sie als „Massen-Erkrankung" vor allem in den westlichen Industrieländern vor. Diese bieten mit dem vorherrschenden Schlankheits- bzw. Schönheitsideal für Frauen einen wichtigen Nährboden für die Entstehung der Magersucht. So ist das Krankheitsrisiko bei den jungen Frauen am größten, die selbst und/oder deren Familienmitglieder stark erfolgsorientiert sind. Trotzdem sind die gesellschaftlichen Voraussetzungen nicht als *Ursache* der Magersucht anzusehen, da sonst nahezu alle jungen Frauen an Magersucht erkrankt sein müssten. Die Entwicklung einer derartigen Erkrankung ist immer ein Wechselspiel spezifischer Veranlagungen der Person und bestimmter Voraussetzungen in ihrer Umgebung.

1.5 Wie entwickelt sich eine Magersucht weiter?

1.5.1 Prognose

Man kann davon ausgehen, dass der größte Teil der an Magersucht Erkrankten, die keine therapeutische Hilfe in Anspruch nehmen, die Erkrankung nicht allein überwinden können. Zu dieser Fragestellung gibt es bisher keine aussagekräftigen wissenschaftlichen Untersuchungen. Man weiß aber aus den Bemühungen zahlloser Betroffener, die therapeutische Hilfe in Anspruch nehmen, dass es ein äußerst schwieriges und mühsames Unterfangen ist, sich aus dieser Erkrankung zu befreien. Dies ist selbst dann so, wenn alle Voraussetzungen günstig sind, z. B. eine vertrauensvolle Beziehung zwischen Therapeut und dem Betroffenen besteht, die Betroffenen optimal motiviert und aufseiten der Betroffenen ein unterstützendes soziales Umfeld gegeben ist. Der folgende Kasten fasst die wichtigsten Erkenntnisse zum Verlauf der Magersucht zusammen. Dabei weisen verschiedene Langzeitstudien etwas unterschiedliche Zahlen auf.

> **Langfristiger Verlauf bei Magersucht (5 bis 6 Jahre nach Therapieende)**
>
> – 35 bis 55 % vollständig gebessert bzw. gut; bei Jugendlichen bis ca. 70 %.
> – 10 bis 35 % teilweise gebessert.
> – Bis zu 50 % chronisch oder Entwickeln einer anderen Essstörung (z. B. Bulimia nervosa).
> – 5 bis 16 % verstorben.

So weiß man, dass ca. 5 bis 6 Jahre nach Behandlungsende zwischen 35 und 55 % der Betroffenen eine positive Entwicklung nehmen. Diese Betroffenen erfüllen nicht mehr die Kriterien der Diagnose Magersucht. Bei 10 bis 35 % der Betroffenen ist die Magersucht teilweise gebessert und nimmt einen mäßig guten langfristigen Verlauf. Bis zu 50 % der Betroffenen aber bleiben magersüchtig oder entwickeln eine andere Essstörung (z. B. Bulimia nervosa). Allerdings ist der Anteil magersüchtiger Betroffener, die im langfristigen Verlauf sterben, mit bis zu 16 % hoch. Bei vielen Betroffenen bleiben aber auch bei gutem Verlauf bestimmte krankhafte Symptome (erhöhte Zwanghaftigkeit, depressive Verstimmung, soziale Ängste etc.) weiter bestehen. Der langfristige Verlauf ist bei jugendlichen Magersüchtigen günstiger: Von den in jugendlichem Alter erkrankten Betroffenen erfüllen langfristig ca. 70 bis 75 % nicht mehr die Kriterien einer Anorexie.

Als *ungünstige Merkmale* für den weiteren Verlauf gelten allgemein ein niedrigerer BMI zu Behandlungsbeginn aber auch bei Entlassung, ein später Krankheitsbeginn, eine längere Krankheitsdauer, das Vorliegen von körperlichen Folgeschäden, das Auftreten von Heißhungeranfällen und Erbrechen, das gleichzeitige Bestehen von weiteren psychiatrischen oder organischen Erkrankungen (wie z. B. Depressionen, Zwängen oder Morbus Crohn), ein höheres Ausmaß sozialer und psychologischer Probleme sowie mangelnde soziale Unterstützung (vgl. Kasten).

Kriterien für eine schlechte Prognose

- Niedriger BMI zu Behandlungsbeginn und bei Entlassung.
- Später Krankheitsbeginn (> 18 Jahre).
- Längere Krankheitsdauer.
- Vorhandensein weiterer psychischer oder körperlicher Störungen bzw. höheres Ausmaß sozialer und psychologischer Probleme (z. B. Perfektionismus).
- Heißhungeranfälle und Erbrechen.
- Körperliche Folgeschäden.
- Mangelnde soziale Unterstützung.

1.5.2 Körperliche Folgeerscheinungen der Magersucht

Durch die chronische Mangelernährung im Rahmen einer Magersucht entsteht eine Reihe körperlicher Folgeschäden. Zu den häufigsten gehören ausgeprägtes Frieren und Durchblutungsstörungen, was sich in bläulich verfärbten Händen und Füßen zeigt, Verdauungsstörungen mit Blähungen, Durchfällen oder Verstopfung und verlangsamte Magenpassage der Nahrung (gestörte Magenmotilität), Elektrolytstörungen und Austrocknung, Herz-Kreislaufstörungen mit verlangsamtem Herzschlag, Herzrhythmusstörungen und Schwächegefühlen, Zyklusstörungen und damit Störungen der Fruchtbarkeit, Libidoverlust, Zahnschäden, Vergrößerung der Ohrspeicheldrüsen (bei Erbrechen), trockene Haut, Haarausfall und brüchige Haare. Der Knochenstoffwechsel wird aufgrund der Mangelernährung und der hormonellen Störungen beeinträchtigt, dies zeigt sich in einer erhöhten Rate von pathologischen Ermüdungsbrüchen und vermehrter und früher Osteoporose. Mithilfe bildgebender Verfahren (CT, MRT) kann man eine Verkleinerung des Gehirns nachweisen: Es finden sich vergrößerte Ventrikel und eine Reduktion von grauer und weißer Gehirnmasse. Oft findet sich eine sekundäre Schilddrüsenunterfunktion. Trotz der extrem fettarmen Ernährung ist der Cholesterinspiegel Magersüchtiger oft drastisch erhört. Deutlich erhöhte Werte finden sich auch bezüglich des Stresshormons Cortisol. Durch die Einnahme von Appetitzüglern, Entwässerungsmedikamenten und Abführmitteln werden diese Symptome weiter verschärft. Manche dieser Folgeschäden können akut lebensbedrohliche Ausmaße annehmen, z. B. können Elektrolytstörungen zu Herzrhythmusstörungen und zum Tode führen.

Auch Konzentrationsstörungen, Stimmungsschwankungen, Reizbarkeit und niedergeschlagene Stimmung, Gedankenkreise um das Essen, Verlust von Freude an sozialen Kontakten und Rückzug von Freunden, Hobbies und Interessen stellen typische Folgen des körperlichen Mangelzustands dar.

Der größte Teil dieser Folgeschäden ist durch das Erreichen eines gesunden Gewichts und die Normalisierung des Essverhaltens wieder rückgängig zu machen. Allerdings sind Störungen der Fruchtbarkeit und das frühere Entwickeln einer Osteoporose möglicherweise nicht reversibel.

1.6 Inwiefern ist von der Magersucht auch das Umfeld betroffen?

Von Magersucht Betroffene sind in der Regel noch sehr jung (vgl. Seite 16 f.) und leben in ihren Ursprungsfamilien, wenn sich diese Erkrankung entwickelt. Von den Eltern werden sie häufig als die Kinder beschrieben, die – im Gegensatz zu ihren Geschwistern – nahezu völlig problemlos in der Familie aufgewachsen sind. Mit der Erkrankung verändert sich aber nicht nur das Körpergewicht, sondern die Betroffenen werden auch im psychischen Bereich auffällig (vgl. Seite 13 ff.), was von der Umwelt zumeist auch frühzeitig wahrgenommen wird. Die Angehörigen beginnen sich Sorgen zu machen, die sich weiter verstärken, umso mehr die Angehörigen den Eindruck gewinnen, dass die Magersüchtigen die Sorgen als unbegründet von sich weisen und dass sie die Erkrankung selbst nicht als Problem wahrnehmen. Aus dieser unterschiedlichen Bewertung der Erkrankung durch die Betroffenen einerseits und die Angehörigen andererseits entstehen oft Spannungen und Konflikte. Dies mündet häufig in einem Teufelskreis aus Kontrolle durch die Angehörigen und Zurückweisung durch die Erkrankten. Schließlich entsteht ein Klima des Misstrauens mit negativen Gefühlen auf beiden Seiten. Alle Beteiligten werden dadurch stark belastet. In extremen Fällen kommt es zu Beziehungsabbrüchen und langjährigen Zerwürfnissen. Betrachtet man solche Familienkonstellationen von außen, so könnte man geneigt sein, diese als Ursache der Erkrankung anzusehen. In einzelnen Fällen kann das tatsächlich auch der Fall sein. In der Regel ist aber davon auszugehen, dass sich aufgrund des Umgangs mit der Erkrankung in der

Familie eine schwierige Familienkonstellation entwickelt, in der dann tatsächlich krankhafte Strukturen entstehen können. In solchen Fällen kann eine familientherapeutische Intervention sehr hilfreich sein.

Aber natürlich sind nicht nur die engsten Familienmitglieder von einer solchen häufig lebensbedrohlichen Erkrankung betroffen. Magersüchtige fallen durch ihr Untergewicht nahezu allen Interaktionspartnern auf und verunsichern diese. Einerseits werden diese jungen Menschen bei Beginn ihrer Erkrankung häufig aufgrund der Gewichtsabnahme und des schlanken Körperbaus bewundert, andererseits geraten sie mit der Zeit immer weiter in die Isolation, da Hilfeversuche von außen häufig nicht fruchten und die Helfer sich frustriert abwenden. Oft ziehen sich aber auch die Betroffenen immer weiter zurück, da sie kaum noch mit anderen zusammen essen können, gedanklich häufig nur noch auf Essen und die Kontrolle des Gewichts fixiert sind und soziale Kontakte als zu anstrengend erleben.

2 Wie entsteht eine Magersucht und warum geht sie nicht von allein weg?

Obwohl die Magersucht schon seit vielen Jahrhunderten bekannt ist und intensive Forschung auf diesem Gebiet betrieben wird, ist bisher *die* Ursache für die Entstehung der Magersucht nicht gefunden worden. Es gibt zahlreiche Theorien zu diesem Thema, eine Vielzahl von Ursachen der Störung wird diskutiert, u. a. eine genetische Veranlagung, neuropsychologische Fehlsteuerung oder Unter- bzw. Überversorgungen von Neurotransmittern im Gehirn, frühkindliche Fehlentwicklung, ein überfürsorglicher Erziehungsstil, perfektionistische Ideale, sexueller Missbrauch, weiblicher Narzissmus, Angst vor dem Erwachsenwerden etc. Dabei handelt sich nicht selten um reine Spekulationen, die einer wissenschaftlichen Grundlage entbehren. Allgemein geht man heutzutage davon aus, dass kein einzelner Faktor *allein* die Ursache für eine derartige komplexe Erkrankung sein kann. Bei der Magersucht handelt es sich vielmehr um eine psychosomatische Erkrankung, die durch das gleichzeitige Zusammenwirken von sehr unterschiedlichen Faktoren hervorgerufen werden kann. Im Folgenden sollen die unterschiedlichen Risikofaktoren aufgezeigt werden, die mit wissenschaftlichen Methoden überprüft wurden und die für das Entstehen einer Magersucht und/oder die Aufrechterhaltung als bedeutsam anzusehen sind. Viele der Faktoren sind dabei nicht spezifisch für Magersucht, sondern spielen vermutlich bei der Entstehung verschiedenster psychischer Störungen eine Rolle. Danach soll in einem einfachen Modell der Magersucht das mögliche Zusammenwirken dieser Faktoren dargestellt werden.

Soziokulturelle Faktoren

Man kann allgemein davon ausgehen, dass spezifische soziokulturelle Faktoren die Entstehung von Essstörungen begünstigen. Das in Westeuropa und in Nordamerika vorherrschende Schlankheitsideal schreibt ein Gewicht vor, das unter dem biologisch vorgegebenen Gewichtsbereich bzw. Normalgewicht der meisten Frauen liegt. Schlanksein ist höchst bedeutsam für

Attraktivität, und diese Botschaft wird durch entsprechende Vermarktung über Medien, Modezeitschriften, die Schlankheitsindustrie und neuerdings in zunehmendem Maße auch durch die Plastische Chirurgie transportiert. Um erfolgreich zu sein, ist es daher für eine junge Frau nahezu ein *Muss*, schlank zu sein. Von vielen heranwachsenden Frauen werden daher gerade die körperlichen Veränderungen während der *Pubertät* besonders verunsichernd erlebt. So beginnen nicht wenige in dieser Lebensphase eine erste Diät oder treiben vermehrt Sport zur Gewichtsabnahme, was ein erster Schritt in Richtung Magersucht sein kann.

Gezügeltes Essverhalten/Bewusste Gewichtsabnahme

Viele Symptome, die mit der Magersucht einhergehen und die früher als spezifische Merkmale von Magersüchtigen interpretiert wurden, können als Folge des gravierenden gezügelten Essverhaltens mit Verboten bestimmter Lebensmittel und der starken Gewichtsabnahme verstanden werden: u. a. gedankliche Fixierung auf Essen und Gewicht, Stimmungsschwankungen, erhöhte Reizbarkeit, depressive Verstimmungen und Aussetzen der Regelblutung. Allein aufgrund des Gewichtsverlusts kann es zu erheblichen körperlichen und psychologischen Veränderungen kommen, die nahezu alle Bereiche des psychischen und sozialen Funktionierens betreffen. Aus einer Vielzahl klinischer Untersuchungen weiß man, dass dem Erkrankungsbeginn bei mehr als 70% der von Bulimie oder Magersucht Betroffenen eine Phase einer Diät bzw. eines absichtlich herbeigeführten Gewichtsverlusts vorausging. Wie dramatisch die Auswirkungen einer willentlichen Gewichtsabnahme für völlig gesunde junge Menschen sein können, wird immer noch sehr unterschätzt. Einzelne Studien konnten belegen, dass durch willentliche Gewichtsabnahme das Risiko der Entwicklung einer Essstörung um mehr als das 10-Fache erhöht ist.

Familiäre Interaktions- und Kommunikationsmuster

Da die Erkrankung in der Regel in einer Zeit entsteht, in der die meisten Betroffenen noch zu Hause leben, lag es nahe zu untersuchen, ob nicht spezifische familiäre Interaktions- und Kommunikationsstile der Familie für die Entstehung verantwortlich zu machen sind. Es wurde postuliert, dass die typische Magersuchtsfamilie durch folgende Merkmale gekennzeichnet sei: „Vermaschung", „Überbehütung", „mangelnde Flexibilität" und „Konfliktvermeidung". In groß angelegten Studien konnten diese Behauptungen letztlich aber nicht bestätigt werden. Neuere Studien finden durchaus Hinweise für gestörte familiäre Interaktionsmuster und Kommunikation (z. B. geringer elterlicher Kontakt, hohe Erwartungen der Eltern, geringe Kohäsion, geringer gefühlsmäßiger Ausdruck) und einen unsicheren Bindungsstil bei magersüchtigen Betroffenen. Unklar bleibt dabei aber, ob diese Muster in den familiären Beziehungen *Ursachen oder Folgen* der Erkrankung des Kindes darstellen. Weiterhin muss nach wie vor davon ausgegangen werden, dass es sich um unspezifische Faktoren handelt, da gestörte familiäre Interaktions- und Kommunikationsmuster bei verschiedenen psychischen Störungen und nicht nur bei manchen Familien von Magersüchtigen beobachtet werden. Sicherlich können problematische familiäre Interaktionsmuster als ein möglicher *aufrechterhaltender* Faktor der Erkrankung angesehen werden.

Niedriges Selbstwertgefühl

Von Magersucht Betroffene fallen häufig durch ein niedriges Selbstwertgefühl auf. In einer Vielzahl von Untersuchungen konnte nachgewiesen werden, dass sie im Vergleich zu gesunden jungen Frauen deutliche Selbstkonzeptbeeinträchtigungen aufweisen. Unklar ist jedoch, ob diese bereits vor der Erkrankung auch schon bestanden oder sich erst mit Fortschreiten der Erkrankung entwickelten. Allein das zunehmend schlechte körperliche Selbstbild der Betroffenen kann sich negativ auf das Selbstwerterleben auswirken. Auch bei gesunden Menschen wird der Selbstwert stark davon beeinflusst, wie attraktiv man sich selbst beurteilt, z. B. scheinen Übergewichtige einen tendenziell geringeren Selbstwert zu haben. In unserer Gesellschaft spielen Aussehen, Figur und Gewicht eine wichtige Rolle in der sozialen Bewertung, die wiederum einen großen Einfluss auf das Selbstwerterleben hat. Studien zeigen, dass sich schon junge Mädchen vor der Pubertät an dem gegenwärtigen untergewichtigen Schlankheitsideal orientieren. Da auch andere psychische Erkrankungen mit einem sehr niedrigen Selbstwertgefühl einhergehen (z. B. Depressionen), scheint es sich nicht um einen spezifischen Risikofaktor für Magersucht zu handeln, dennoch aber um einen bedeutsamen *aufrechterhaltenden* Faktor.

Belastende Lebensereignisse

Die Beziehung zwischen belastenden Lebensereignissen im Allgemeinen und dem Auftreten von Magersucht ist bisher erst in einer kleinen Zahl von Studien untersucht worden. Danach scheinen belastende Lebensereignisse (wie z. B. Scheidung der Eltern, Verlust wichtiger Bezugspersonen etc.) häufiger im Vorfeld der Essstörungen aufzutreten, als sie bei Kontrollpersonen im gleichen Zeitraum beobachtet werden. Allerdings gilt auch hier, dass es sich um einen unspezifischen Befund handelt, da belastende Lebensereignisse bei vielen psychischen Störungen, insbesondere depressiven Störungen, gehäuft vor Ausbruch der Erkrankung auftreten.

Perfektionismus

Perfektionistische Verhaltensweisen und Denkstrukturen gehören aus klinischer Sicht zu den charakteristischen Merkmalen magersüchtiger Betroffener. Häufig bestehen diese Verhaltensmuster auch nach Überwinden der Erkrankung weiter. In den wenigen bisher durchgeführten Studien konnte jedoch ein eindeutiger Zusammenhang zwischen hohen Perfektionismuswerten vor der Erkrankung und der Entwicklung einer Magersucht nicht nachgewiesen werden, d. h., auch bezüglich dieser Auffälligkeit ist noch nicht geklärt, ob es sich lediglich um eine Folge oder auch um eine Ursache der Erkrankung handelt.

Kindliche Essstörungen und gastrointestinale Probleme

Fütterungsstörungen und schwerwiegende Magen-Darm-Probleme in der frühen Kindheit wurden bei magersüchtigen Betroffenen fast doppelt so häufig wie bei gesunden Kontrollgruppen festgestellt. Auch konnte nachgewiesen werden, dass Verdauungsprobleme und ein so genanntes wählerisches Essverhalten („picky eating") bei kleinen Kindern ebenfalls als Risikofaktoren für magersüchtige Symptome in der Jugendzeit anzusehen sind.

Biologische/Genetische Faktoren

Es ist mit Sicherheit davon auszugehen, dass auch spezifische biologische Faktoren im Sinne von Veranlagungen an der Entstehung der Magersucht beteiligt sind. Diese sind jedoch so komplex, dass sie hier nicht dargestellt werden können.

Zur Untersuchung der Fragestellung, inwieweit bei der Entwicklung einer Magersucht auch genetische Faktoren eine Rolle spielen, bietet sich die Durchführung von Zwillingsstudien an. Bei dieser Art der Untersuchung wird verglichen, wie häufig eine bestimmte Erkrankung gleichzeitig bei eineiigen, zweieiigen Zwillingen und Nicht-Zwillingsgeschwistern vorkommt.

In der weit überwiegenden Mehrzahl kommen diese Studien zu dem Ergebnis, dass bei einem Vergleich von eineiigen und zweieiigen Zwillingen eine deutlich höhere gleichzeitige Erkrankungsrate bei den eineiigen Zwillingen besteht. Die Übereinstimmungsraten betragen dabei zwischen 60 und 80 %. Das heißt, wenn einer der eineiigen Zwillinge an einer Magersucht erkrankt, so liegt die Wahrscheinlichkeit für den anderen Zwilling daran zu erkranken bei 60 bis 80 %. Bei zweieiigen Zwillingen wird hingegen die Wahrscheinlichkeit eines gleichzeitigen Erkrankens nur mit 2 bis 5 % angegeben.

Sexueller Missbrauch

Sexueller Missbrauch wird häufig mit Essstörungen in Verbindung gebracht und als möglicher Risikofaktor benannt. In groß angelegten Untersuchungen konnte festgestellt werden, dass sexueller Missbrauch bei magersüchtigen Betroffenen im Vorfeld der Essstörung tatsächlich gehäuft anzutreffen ist. Hierbei schwanken die Häufigkeitsangaben zwischen 10 und 70 %. Allerdings handelt es sich auch hierbei um einen unspezifischen Faktor, da Häufungen mit ähnlichen Prozentangaben auch bei anderen psychiatrischen Betroffenengruppen festgestellt werden. Nach unserem klinischen Eindruck gehen wir eher davon aus, dass die weit überwiegende Mehrzahl der magersüchtigen Betroffenen nicht davon betroffen ist.

Ein allgemeines Modell der Entstehung und Aufrechterhaltung der Magersucht

Die moderne Verhaltenstherapie geht davon aus, dass vor Beginn der Erkrankung zumeist eine *„allgemeine Unzufriedenheit"* mit dem Leben und der eigenen Person besteht. Hinzu kommen häufig im Vorfeld *zwischenmenschliche Probleme* und teilweise auch *Misserfolgserlebnisse*, die aus den verschiedensten Bereichen herrühren können (Freundschaften, Schule, Sport etc.). Daneben haben viele der Betroffenen *perfektionistische Tendenzen*. Aus dieser unglücklichen Gesamtsituation erwächst ein starkes Bedürfnis, zumindest einen Aspekt im Leben kontrollieren und beherrschen zu können. Am Anfang werden daher viele spätere Betroffene mit einer Magersucht versuchen, die unterschiedlichsten Aspekte ihres Lebens zu optimieren, wie die Arbeit, Schule, Sport oder andere Interessen. Gelingt ihnen dies nicht befriedigend, so kann schon bald die Kontrolle über das Essen außerordentlich wichtig werden, da dadurch überprüfbare schnelle Erfolgserlebnisse möglich sind. Das *allgemeine Bedürfnis nach Kontrolle* konzentriert sich aus folgenden Gründen immer mehr auf den Essensbereich:
1. Erfolgreiche Nahrungseinschränkung führt zu einem direkten und schnellen Beweis von Selbstkontrolle, diese ist *nur abhängig von der Person* selbst. Bei vielen anderen Bereichen sind andere Personen beteiligt, die damit auch indirekt Kontrolle ausüben könnten.
2. Gezügeltes Essverhalten ist besonders verstärkend für Menschen, die sowieso schon zu asketischen und perfektionistischen Verhaltensweisen neigen.
3. Kontrolliertes Essen hat einen starken Effekt auf andere Mitmenschen, im besonderen die Familie, und kann bei den häufig schwierigen familiären und sozialen Verhältnissen viel bewirken. Häufig berichten auch Betroffene von *starken Gefühlen der Macht*, die sie in ihrer Erkrankung gegenüber anderen erleben.

4. Die Tatsache, dass die Erkrankung typischerweise in der Jugendzeit beginnt, kann ein Hinweis darauf sein, dass die Entwicklung zur Frau und der damit *einhergehende Rollenwechsel* – mit seinen evtl. angstbesetzten neuen Anforderungen – gebremst oder sogar rückgängig gemacht werden soll – aus welchen Gründen auch immer.

Durch das Diätverhalten bekommen die Betroffenen direkt und unmittelbar das Gefühl Kontrolle zu haben. Sie entschließen sich, ihr Essen einzuschränken und sind darin in hohem Ausmaß erfolgreich. Die Nahrungseinschränkung bezieht sich dabei nicht nur auf die Menge, sondern auch auf die Art der Nahrung und weitet sich teilweise auch auf die Zeit aus, in der überhaupt Essen zu sich genommen werden darf. Es werden *perfektionistische Standards* auf die Nahrungseinschränkung angewendet und diese werden als extreme diätetische Regeln formuliert.

Der anfängliche Erfolg bei der Nahrungseinschränkung und das darauf folgende gute Gefühl der Selbstkontrolle führen zu einer weiteren Nahrungseinschränkung. Dieses Gefühl der erhöhten Selbstkontrolle wird von Betroffenen häufig mit folgenden Vokabeln beschrieben: „sehr angenehm, inspirierend, triumphal, stolz, machtvoll" etc. Manche Betroffene beschreiben auch, dass sie dadurch *Kontrolle über ihre Gefühle* erhalten und die Erfahrung machen, dass sie eine erhöhte Wachsamkeit spüren. Mit der Zeit wird aus dem Gefühl der Kontrolle über das Essen sowohl ein *Merkmal für die allgemeine Selbstkontrolle als auch für das Selbstwertgefühl.* Da sich die Interessensbereiche aufgrund des körperlichen Mangelzustandes zunehmend einengen, bekommt die Kontrolle über das Essen als Zeichen von Selbstkontrolle und des Selbstwerts immer mehr Bedeutung. Daraus resultiert, dass die Betroffenen schließlich durch erfolgreiches Kontrollieren ihres Essens all das kontrollieren, was in ihrem Leben von Bedeutung ist. Auf diesem Wege gelingt es ihnen auch, potenzielle andere Schwierigkeiten zu vermeiden (wie familiäre Probleme, Umgang mit anderen, Rollenwechsel, Sexualität etc.).

Erfolgreiche Kontrolle im Essensbereich und der daraus resultierende Anstieg des Selbstwertgefühls im Kontext wahrgenommener Misserfolge (Fehlschläge, Versagen etc.) in anderen Bereichen macht die Einschränkung der Nahrungsaufnahme zu einem äußert positiven Verstärker. Dies erklärt zu einem großen Teil, warum dieses Verhalten so *veränderungsre-*

sistent ist. Mit der Zeit mündet es sogar darin, dass Betroffene sich selbst als „wir Anorexien" oder Ähnliches definieren. Sie erleben ihre Identität als darauf beruhend, dass sie die Nahrung einschränken und magersüchtig sind. Diese *Verbindung von Identität und Essstörung* führt schließlich bei einigen dazu, dass diese Störung als „zu sich selbst gehörig" erlebt wird.

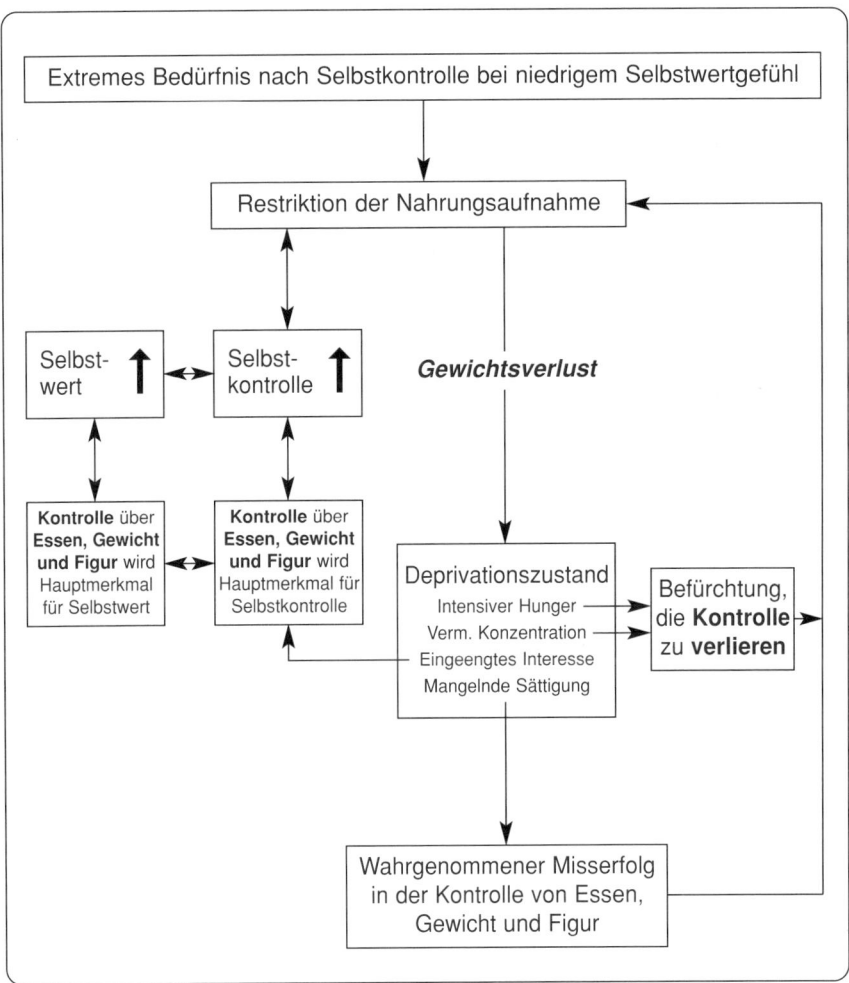

Abbildung 1: Modell der Magersucht

Allerdings führt die Nahrungseinschränkung zu einem *Mangelzustand*, der durch eine Reihe charakteristischer psychologischer und physiologischer Veränderungen gekennzeichnet ist: starke Hungergefühle, schnelle Sättigung, Konzentrationsstörungen, Stimmungslabilität, vermehrte Depression, ständiges Denken ans Essen etc. Einige dieser Veränderungen führen bei den Betroffenen zu dem Gefühl des Verlusts von Kontrolle. So kann z. B. der starke Hunger, den einige Betroffene erleben, als Bedrohung bzgl. der Kontrolle des Essens angesehen werden. Das frühe Völlegefühl kann als Misserfolg hinsichtlich der Selbstkontrolle gewertet werden. Auch die verminderte Konzentration kann das Gefühl von Kontrolle reduzieren, da Personen, die sich nicht gut konzentrieren können, weniger fähig sind, Ereignisse zu verfolgen. Diese können daher als unberechenbar und folglich unkontrollierbar angesehen werden. Schließlich führt die verstärkte gedankliche Beschäftigung mit Lebensmitteln und Essen sowie die Abnahme des Interesses für andere Dinge zu einer Steigerung der Tendenz, Kontrolle über Essen als ein Merkmal für Selbstkontrolle und Selbstwert zu definieren. Dadurch schließt sich letzlich der „Teufelskreis" der Magersucht. Oft erkennen die Betroffenen erst nach einem langen Leidensweg, dass der scheinbare Lösungsweg für eines oder mehrere Probleme in eine Sackgasse mündet.

3 Was kann man gegen eine Magersucht tun?

3.1 Kann man selbst etwas tun?

Weit verbreitet in der Allgemeinbevölkerung ist eine „normale Unzufriedenheit" mit der eigenen Figur und „normales Diäthalten". Der Übergang zur Magersucht ist fließend, und während die Betroffene oft noch denkt, dass sie ihr Essverhalten gut „im Griff" hat, kann sie schon im Teufelskreis der Magersucht gefangen sein. Erschwerend kommt hinzu, dass von einer Magersucht Betroffene häufig gegenüber sich selbst als auch gegenüber ihrem Umfeld die Erkrankung herunterspielen. Dies liegt oft an der großen Angst vor Veränderung und den damit verbundenen Folgen, auch wenn der jetzige Zustand als sehr quälend erlebt wird. Ein ganz wichtiger Schritt zur Überwindung der Essstörung ist es deshalb, sich selbst gegenüber ehrlich einzugestehen, dass Probleme im Essensbereich bestehen. Offenheit und Ehrlichkeit gegenüber sich selbst und dem Behandler sind in der gesamten Behandlung eine zentrale Voraussetzung dafür, die Erkrankung zu überwinden.

Um die notwendige Kraft zu schöpfen, sich der Angst vor Veränderung zu stellen, ist es hilfreich, sich damit zu beschäftigen, was sich durch die Magersucht in Ihrem Leben verändert hat. Welche Auswirkungen hat die Magersucht z. B. auf Ihre Stimmung, auf Ihren Freundeskreis, auf Ihre engsten Beziehungen wie zum Partner oder zu Familienmitgliedern, auf Ihre schulische oder berufliche Leistungsfähigkeit? Können Sie persönlich etwas gewinnen, wenn Sie die Magersucht aufgeben? Wofür lohnt es sich? Welche Ziele, die Sie in Ihrem Leben haben, können Sie mit der Magersucht nicht erreichen?

> Zur Beschäftigung mit diesen Fragen können Sie Arbeitsblatt 1 (vgl. Anhang, Seite 59) bearbeiten.

Der nächste Schritt für Sie kann dann sein, sich an Ihren Hausarzt, einen Diplom-Psychologen, eine Beratungsstelle oder eine Selbsthilfegruppe zu wenden und gemeinsam zu überlegen, welche Form der Behandlung für

Sie die richtige ist. Mithilfe des Kastens auf Seite 39 können Sie einen Hinweis dafür bekommen, ob eher eine ambulante oder stationäre Maßnahme angezeigt ist.

3.2 Wie sieht grundsätzlich die Behandlung aus?

Wie in Kapitel 2 beschrieben gehen wir davon aus, dass die Magersucht einerseits durch das gestörte Essverhalten und die körperlichen und seelischen Folgen des geringen Körpergewichts selbst aufrechterhalten wird, andererseits aber auch oft einen Lösungsversuch der Betroffenen für zugrunde liegende Probleme darstellt. In der Behandlung der Magersucht ist es deshalb sehr wichtig, beide Bereiche zu berücksichtigen. Dieses Vorgehen nennt man „Zwei-Strang-Therapie": Einerseits geht es darum, wieder ein normales Körpergewicht zu erreichen, das Essverhalten wieder zu normalisieren und die verzerrte Wahrnehmung des eigenen Körpers günstig zu beeinflussen. Andererseits müssen auch die verschiedenen zugrunde liegenden Schwierigkeiten bearbeitet werden, die Sie an der Überwindung der Erkrankung hindern. Sie müssen darin unterstützt werden, Ihr Leben so zu verändern, dass Sie die Essstörung nicht mehr benötigen. Dabei kann der Schwerpunkt und der Aufwand, der den beiden Bereichen gewidmet wird, von Einzelfall zu Einzelfall sehr verschieden sein. Die einzelnen Therapieformen, die zur Behandlung der Magersucht entwickelt wurden, unterscheiden sich u. a. auch darin, wie stark sie diese beiden Bereiche gewichten. Da die dabei verwendeten Maßnahmen sehr vielfältig und unterschiedlich sind, können diese hier nicht im Detail dargestellt werden. Grundsätzlich sind aber diese beiden Bereiche wichtig. Sie werden im Folgenden genauer beschrieben.

3.2.1 Bearbeitung der körperlichen Faktoren: Gewichtszunahme und Normalisierung des Essverhaltens

Andauerndes Diäthalten, Fasten, Untergewicht und die Verbote von bestimmten Nahrungsmitteln haben starke körperliche und seelische Auswirkungen. Dazu gehört z. B., dass der Grundumsatz reduziert wird, das Denken ständig um das Essen kreist, Heißhunger ausgelöst werden kann. In ungefähr 50 % der Fälle führt die Magersucht zum Auftreten von bulimischen Symptomen wie Essanfällen, die dann auch in der Behandlung berücksichtigt werden müssen. Oft sehen sich die Betroffenen trotz des starken Untergewichts als normalgewichtig an. Die natürlichen Signale des Körpers wie Hunger werden nicht mehr wahrgenommen, nach dem Essen können ausgeprägte Völlegefühle auftreten, was bei manchen Patienten dazu führt, dass sie Erbrechen selbst auslösen oder Laxazien einnehmen.

Alle diese Veränderungen machen es schwer, sich „einfach wieder normal" zu ernähren, die kleinste Veränderung des Essverhaltens kann starke Ängste und Unwohlsein auslösen. Trotzdem ist bei der Magersucht ein ganz zentrales Ziel der Behandlung, dass die Betroffene wieder ein gesundes *Mindestnormalgewicht* erreicht. Ohne Gewichtszunahme kann eine Behandlung langfristig nicht erfolgreich sein, da viele Symptome der Magersucht eine direkte Folge des Untergewichts darstellen. Bisher gibt es keine medizinisch eindeutigen Kriterien für die Festlegung eines gesunden Mindestnormalgewichts, man orientiert sich deshalb am Body Mass Index (BMI; vgl. Kapitel 1.2).

In der Therapie wird gemeinsam mit dem Therapeuten festgelegt, wie die Gewichtszunahme erfolgen soll, z. B. wird in einem Vertrag festgelegt, wie viel Gewicht Sie pro Woche zunehmen sollten und wie die Gewichtszunahme kontrolliert werden kann. Im stationären Rahmen wird die Gewichtszunahme meist durch festgelegte Programme geregelt. Wichtig ist dabei immer, dass Sie selbst Verantwortung für Ihre Gewichtszunahme übernehmen und sich innerlich selbst zu einer regelmäßigen Gewichtszunahme und Nahrungsaufnahme verpflichten.

Ein weiterer Bestandteil der Behandlung einer Magersucht umfasst die Informationsvermittlung über gesunde Ernährung. Zwar kennen viele Betroffene genau den Kaloriengehalt einzelner Nahrungsmittel, es fehlt jedoch an Wissen über eine wirklich gesunde und ausgewogene Ernährung. In der Behandlung werden Sie über gesunde Ernährung aufgeklärt, eventuell sollte eine Ernährungsberatung durch eine Ernährungswissenschaftlerin, die sich mit Essstörungen auskennt, stattfinden. In der stationären Therapie hat der Teil der Ernährungsberatung meist einen größeren Raum als in der ambulanten Behandlung. Im stationären Rahmen lernen die Betroffenen auch wieder, gemeinsam mit anderen zu kochen und das Zubereitete zu essen.

Da viele Betroffene das Gefühl für Mengen und Portionsgrößen völlig verloren haben, können Sie durch einen Essplan unterstützt werden, in dem Sie mit Ihrem Therapeuten festlegen, was, wie viel und wann Sie essen. So können Sie Erfahrungen sammeln, ob Sie z. B. tatsächlich von bestimmten Nahrungsmitteln übermäßig und schnell zunehmen oder die Kontrolle über sich verlieren, wenn Sie auch nur etwas mehr essen, als Sie sich sonst erlauben. Meist werden Sie feststellen, dass die befürchtete rasche Gewichtszunahme nicht eintrifft, sondern dass Sie viel größere Mengen zu sich nehmen müssen, um eine Gewichtszunahme zu erreichen. In der Therapie werden Sie zumindest phasenweise Ihr Essverhalten mithilfe von Essprotokollen selbst beobachten, um Auslöser für problematisches Essverhalten herauszufinden, aber auch Fortschritte zu dokumentieren.

> Sie können hierfür auch das Essprotokoll nutzen, welches in Arbeitsblatt 2 (vgl. Anhang, Seite 60) dargestellt ist.

Nahrungsmittel, die Sie sich bisher verboten haben, sollen schrittweise wieder in den Essplan aufgenommen werden.

> Um sich eine Übersicht über die Nahrungsmittel zu verschaffen, die Sie jetzt meiden oder nur zu sich nehmen, wenn Sie sie im Anschluss wieder erbrechen können, können Sie in Arbeitsblatt 3 (vgl. Anhang, Seite 62) eine sogenannte „Schwarze Liste" verbotener Nahrungsmittel ausfüllen.

Dabei wird niemand von Ihnen erwarten, dass Sie Ihr Verhalten von heute auf morgen völlig ändern können. Mit Ihrem Therapeuten können Sie Ihre Ängste und Befürchtungen in Zusammenhang mit dem veränderten Essverhalten besprechen und Lösungen für die Probleme erarbeiten.

In schweren Fällen, wenn der Betroffene durch die Nahrungsaufnahme in Selbstverantwortung überfordert ist, kann ein Teil der Gewichtszunahme auch durch künstliche Ernährung wie z. B. Sondenernährung oder Infusionen in einer internistischen Abteilung eines Allgemeinkrankenhauses erreicht werden. Dann kann die Verantwortung für die Gewichtszunahme ganz abgegeben werden. Dies sollte allerdings nur für eine begrenzte Zeit vereinbart werden. Ihr Ziel sollte sein, möglichst bald selbst wieder Verantwortung für das Zunehmen und für Ihr Essverhalten zu übernehmen.

Wenn zusätzlich auch bulimische Symptome auftreten, müssen diese in der Therapie mit berücksichtigt werden. Durch den Mangelzustand des

Körpers ist es sogar ganz logisch, dass intensive Heißhungergefühle entstehen, die Sie dazu bringen sollen, den Mangelzustand durch Essen auszugleichen. Heißhungeranfälle und selbsterzeugtes Erbrechen lassen deshalb oft schon durch das regelmäßige Essen und die Gewichtszunahme nach. Aber es gibt oft noch zusätzliche weitere Auslöser (vgl. Kasten).

Typische Auslöser für Heißhungeranfälle und Erbrechen

– Langeweile, innere Leere,
– Einsamkeit, Traurigkeit, Frustration, Wut, Ärger, Enttäuschung, Hilflosigkeit, Schuld, Versagen und andere intensive negative Gefühle,
– aber auch positive Gefühle wie Freude,
– zwischenmenschliche Konflikte,
– mangelndes Äußern eigener Bedürfnisse,
– mangelnde Wahrnehmung eigener Gefühle und Anspannungszustände,
– Stresssituationen.

Gemeinsam mit Ihrem Therapeuten werden Sie falls notwendig neben der Normalisierung des Essverhaltens und der Gewichtszunahme weitere Strategien erarbeiten, um diese Anfälle zu verhindern. Der folgende Kasten fasst einige erste hilfreiche Strategien zur Reduktion von Heißhungeranfällen und Erbrechen zusammen.

Strategien zur Verhinderung von Heißhungeranfällen und Erbrechen

1. *Sich durch Aktivitäten ablenken:* Überlegen Sie sich Aktivitäten, die Sie gern durchführen, wie z. B. eine Freundin anrufen, einen Spaziergang machen, ein heiße Dusche nehmen. Notieren Sie diese z. B. auf Karteikarten, damit Sie sie bei dem Bedürfnis nach einem Essanfall parat haben und nicht erst lange überlegen müssen. Führen Sie, wenn Sie das nächste Mal das Bedürfnis nach einem Essanfall haben, eine dieser Aktivitäten durch.
2. *Verzögern:* Verpflichten Sie sich, den Essanfall eine bestimmte Zeit, z. B. 45 Minuten, aufzuschieben. Das Bedürfnis zu essen oder zu er-

brechen lässt mit der Zeit nach. Nutzen Sie die Zeit dazu, detailliert aufzuschreiben, was passieren würde, wenn Sie Ihrem Drang zu essen oder zu erbrechen nachgeben bzw. widerstehen würden. Welche Konsequenzen würden sich für Ihr Befinden ergeben? Was geschieht kurz-, was langfristig?
3. *Sich durch Gedanken ablenken:* Sammeln Sie auf einer Karte hilfreiche Gedanken, die Sie darin unterstützen, nicht zu erbrechen. Sagen Sie sich z. B. nach dem Essen: „Ich habe nicht zuviel gegessen, sondern nur meinen Essplan eingehalten", „Das Völlegefühl wird bald nachlassen". Tragen Sie diese Karte bei sich.

Wichtig ist dabei allerdings, dass das Auftreten von Heißhungeranfällen bei deutlichem Untergewicht auch zu großen Anteilen rein körperlich bedingt ist und mit Willenskraft wenig zu tun hat. In der weiteren Therapie geht es dann darum, schwierige Situationen anders als mit einem Essanfall oder Erbrechen zu bewältigen (vgl. Kapitel 3.2.3).

3.2.2 Bearbeitung der Körperschemastörung

Viele von Magersucht Betroffene leiden darunter, dass sie sich im Ganzen oder Teile des Körpers, oft an Bauch, Po, oder Oberschenkeln, trotz deutlichen Untergewichts als zu dick, zu breit oder unproportioniert empfinden und auch so im Spiegel wahrnehmen. Die Betroffenen liegen oft regelrecht im Kampf mit ihrem eigenen Körper. Teilweise bestehen falsche Vorstellungen über ein normales Aussehen (z. B. „Wenn ich aufrecht stehe, sollten sich meine Oberschenkel nicht berühren"). Viele Betroffene nehmen ihren Körper kaum noch wahr („unterhalb des Halses höre ich auf"), meiden es, sich im Spiegel anzusehen oder an sich herabzuschauen, verhüllen sich mit weiter Kleidung. Die Wahrnehmung eines scheinbaren körperlichen „Makels" kann aber auch zu übermäßiger Körperpflege wie wiederholtem Duschen und starkem Schminken führen. In der Öffentlichkeit kontrollieren die Betroffenen ihre Körperhaltung und ihre Bewegungen, um den „Makel" zu verbergen.

In der Therapie der Magersucht gibt es verschiedene Ansatzpunkte, um Ihnen dabei zu helfen, sich wieder realistisch wahrzunehmen, zu einem besseren Körpergefühl zurückzufinden und sich mit dem eigenen Körper und einem gesunden Körpergewicht zu versöhnen. Einigen Betroffenen hilft schon allein die Gewichtszunahme dabei, die eigenen Körperformen wieder realistischer wahrzunehmen. Trotz eines höheren Gewichts können diese Betroffenen auf einmal sehen, wie dünn sie sind. Auch die verzerrte Wahrnehmung des eigenen Körpers scheint demnach teilweise eine Folge des Untergewichts zu sein.

In der Therapie gibt es zwei wichtige Strategien zur Verbesserung der verzerrten Körperwahrnehmung: Einerseits geht es darum, sich wieder mit dem eigenen Körper zu konfrontieren, andererseits aber auch darum, wieder positive Körperfahrungen zu machen und die Genussfähigkeit zu fördern.

Sie werden ermutigt werden, wieder Dinge zu tun, die Sie bisher gemieden haben. Wenn Sie es z. B. vermeiden, sich im Spiegel zu betrachten, könnte eine Übung sein, sich wieder mit dem eigenen Spiegelbild auseinanderzusetzen. Falls Sie Ihren Körper verhüllen, könnten Sie einmal figurbetontere Kleidung tragen. Man weiß, dass sich viele Magersüchtige im Spiegel zu dick wahrnehmen, dass es ihnen aber auf einem Video eher gelingt, sich realistisch zu sehen. In der Therapie kann Ihr Therapeut von Ihnen eine Videoaufnahme anfertigen, die Sie dann gemeinsam anschauen und auswerten. Alle diese Übungen fördern, dass Sie die Angst vor dem eigenen Körper abbauen und zu einem realistischeren Bild von sich zurückfinden. Am Anfang werden Ihnen diese Übungen schwer fallen, aber mit zunehmender Wiederholung werden Sie merken, dass es Ihnen immer leichter fällt.

Genauso wichtig ist es aber, dass Sie sich zur Förderung Ihrer Körperakzeptanz auch wieder auf die Suche nach positiven Körpererfahrungen machen. Gemeinsam mit Ihrem Therapeuten können Sie mögliche Aktivitäten sammeln, die positive Körpererfahrungen erzeugen können, z. B. ein Besuch in der Sauna, sich im Schwimmbad treiben lassen, statt Bahnen zu ziehen, sich auf einer Parkbank in die Sonne setzen und der Wärme nachspüren. Das soll Ihnen dabei helfen, Ihren Körper nicht mehr als „Feind" zu betrachten, sondern sich auf liebevolle und zugewandte Weise wieder mit sich selbst zu beschäftigen. In der Therapie werden Sie darüber hinaus mit Ihrem Therapeuten die negativen Annahmen über Ihr eigenes Aussehen hinterfragen.

In der stationären Therapie gibt es meist weitere hilfreiche Angebote (z. B. körperwahrnehmungsorientierte Bewegungstherapie, Entspannungstraining, Kunsttherapie) zur Förderung der Körperakzeptanz.

3.2.3 Bearbeitung der zugrunde liegenden Problembereiche

Wenn sich die Essstörungssymptomatik verbessert, treten oft andere Problembereiche in den Vordergrund, die durch die Einengung des Denkens auf das Essen oder die Gefühllosigkeit in Folge des Untergewichts vorher nicht oder nur eingeschränkt wahrgenommen werden konnten. Die Beschäftigung mit diesen Problembereichen stellt einen mindestens genauso wichtigen Teil der Behandlung dar wie die Normalisierung des Essverhaltens und das Erreichen eines gesunden Gewichts. Typische Bereiche, in denen viele Magersüchtige auf Hilfe angewiesen sind, umfassen unter anderem mangelndes Selbstbewusstsein und Selbstwertgefühl, extremes Leistungsstreben und Perfektionismus sowie ein übermäßiges Bedürfnis nach Kontrolle, die Angst vor dem Erwachsenwerden, Abgrenzungs- und Durchsetzungsprobleme in Verbindung mit geringer Wahrnehmung eigener Gefühle und Bedürfnisse sowie Probleme im Bereich der Sexualität.

Zunächst geht es darum herauszufinden, was bei der Einzelnen die entscheidenden Schwierigkeiten sind, die sie in der Magersucht halten (aufrechterhaltende Faktoren). Das können andere Dinge sein als die, die ursprünglich zur Entstehung der Krankheit geführt haben (ursächliche Faktoren). Wenn man die aufrechterhaltenden Faktoren kennt, kann man Schritt für Schritt an der Lösung der einzelnen Schwierigkeiten arbeiten.

Beispielsweise kann dies bedeuten, an einem Training für selbstsichere Verhaltensweisen teilzunehmen, zu lernen, eigene Gefühle und Bedürfnisse besser wahrzunehmen oder das Selbstwertempfinden durch bestimmte Methoden zu fördern – je nach Art des zugrunde liegenden Problems sind unterschiedliche Methoden notwendig.

3.3 Ambulante oder stationäre Behandlung?

Prinzipiell ist sowohl die stationäre als auch die ambulante Behandlung der Magersucht möglich. Am erfolgversprechendsten ist bei einer Magersucht jedoch die stationäre Therapie, da es den Betroffenen meist nicht gelingt, die stark angstbesetzten Veränderungen im häuslichen Umfeld durchzuführen. Sie sind auf intensive therapeutische Unterstützung angewiesen, die in der Regel nur in einer stationären Therapie gegeben ist. Die Behandlung sollte in einer spezialisierten Klinik erfolgen, in der Gruppen essgestörter Betroffener gemeinsam behandelt werden. Die Dauer der Behandlung kann dabei ganz unterschiedlich sein. Da langfristig die besten Heilungschancen bestehen, wenn die Betroffenen in der stationären Therapie ein gesundes Mindestnormalgewicht erreichen, hängt die Dauer der Behandlung unter anderem vom Ausmaß des Untergewichts ab. Bei starkem Untergewicht (BMI < 15) liegt sie meist nicht unter drei Monaten. Wenn große Berührungsängste mit einem stationären Aufenthalt bestehen, kann im ersten Schritt auch ein ambulanter Therapieversuch gemacht werden, sofern dies unter medizinischen Gesichtspunkten vertretbar ist.

Der folgende Kasten fasst die Bedingungen zusammen, unter denen die Betroffene sich jedoch unbedingt in stationäre Behandlung begeben sollte.

Kriterien für eine stationäre Psychotherapie

– Untergewicht mit einem Body Mass Index < 15.
– Schneller Gewichtsverlust in der letzten Zeit.
– Regelmäßiges Einnehmen von Abführmitteln oder Entwässerungsmedikamenten, ausgeprägtes Erbrechen.
– Elektrolytstörungen.
– Diabetes.
– Starke Belastungen im sozialen oder beruflichen Umfeld, z. B. soziale Isolation, ausgeprägte familiäre Konflikte.
– Scheitern bisheriger ambulanter Therapieversuche.
– Vorliegen weiterer psychischer Erkrankungen, z. B. Depression.
– Starker Bewegungsdrang.
– Deutliche Vernachlässigung sozialer und beruflicher Bereiche.
– Latente oder akute Selbstmordgefährdung.

Wenn eines oder sogar mehrere dieser Merkmale vorliegen, ist eine ambulante Behandlung nicht mehr ausreichend.

Im Anschluss an eine stationäre Therapie empfiehlt sich meist eine ambulante Weiterbehandlung, um die erreichten Veränderungen besser auf das häusliche Umfeld übertragen und festigen zu können.

Bei Betroffenen mit starkem Untergewicht von z. B. 20 kg ist auch eine „Intervalltherapie" möglich. In diesem Fall nehmen diese Betroffenen im stationären Rahmen z. B. die ersten 10 kg zu, festigen dieses Gewicht und das neue Essverhalten zu Hause, versuchen spezifische Faktoren, die zur Aufrechterhaltung der Symptomatik beitragen, zu verändern und kommen nach einigen Monaten zu einem zweiten Intervall und der weiteren Gewichtszunahme erneut in die Klinik.

Wenn lediglich eine ambulante Behandlung durchgeführt wird, sollte die Behandlung unbedingt durch einen Arzt mitbetreut werden. Parallel sollte die Anmeldung bei einer Spezialklinik erfolgen, um lange Wartezeiten zu vermeiden, falls eine stationäre Therapie zu einem späteren Zeitpunkt notwendig wird.

Eine Gewichtszunahme kann auch, und besonders bei akuter körperlicher Gefährdung, in der internistischen Abteilung eines Allgemeinkrankenhauses erreicht werden. Allerdings kann dies nicht die Psychotherapie ersetzen, die begleitend oder im Anschluss dringend stattfinden sollte.

In akut lebensbedrohlichen Fällen kann es auch notwendig sein, gegen den Willen der Betroffenen im Rahmen einer sogenannten „Zwangseinweisung" und einer „Zwangsbehandlung" eine künstliche Ernährung in einem psychiatrischen Krankenhaus einzuleiten. Künstliche Ernährung bedeutet, dass die Betroffenen z. B. durch eine Magensonde oder mit Infusionen ernährt werden. Diese Zwangsbehandlung ist notwendig bei Betroffenen, die sich trotz eines lebensbedrohlichen Zustands weigern, sich der notwendigen Behandlung mit Gewichtszunahme zu unterziehen. Die Zwangseinweisung kann durch den ärztlichen und psychologischen Behandler aber auch durch Angehörige angestoßen werden und muss durch einen Arzt des Gesundheitsamtes bestätigt werden. Innerhalb von 24 Stunden nach der Einweisung begutachtet ein Richter, ob die Zwangseinweisung in eine Psychiatrische Klinik rechtens war. Gesetzlich geregelt ist dieses Vorgehen durch das Gesetz über Hilfen und Schutzmaßnahmen bei psychischen Krankheiten (PsychKG).

Die Entscheidung für eine Zwangseinweisung zu treffen fällt den Personen im Umfeld einer an Magersucht Erkrankten verständlicherweise sehr schwer. Es ist eine Entscheidung, die nicht leichtfertig getroffen werden sollte und aufgrund der gesetzlichen Vorgaben zum Schutz der Betroffenen auch nicht leichtfertig getroffen werden kann. Der Wille der Betroffenen wird in diesem Moment ganz deutlich missachtet, was die Beziehung zur Betroffenen massiv belasten kann. Andererseits stellt die Zwangseinweisung eine Alternative zum nahezu sicheren Tod der Erkrankten dar. Viele Betroffene, die eine Zwangseinweisung erlebt und den Ausweg aus ihrer Erkrankung fanden, sind danach sehr froh, diese Chance bekommen zu haben. Wieder andere, die auf anderem Weg aus der Erkrankung herausfinden, verklagen später die Behandler, die es unterlassen haben, mit diesem letzten Mittel zu helfen, wegen unterlassener Hilfeleistung. Angehörige und Behandler befinden sich also in einer extrem schwierigen „Zwickmühle".

Bitte bedenken Sie in dieser Situation, dass eine Betroffene, die aufgrund der extremen gedanklichen und emotionalen Einengung durch die Magersucht nicht mehr frei entscheiden kann, ein Recht darauf hat, durch fremde Hilfe, auch wenn sie in dem Moment ungewollt ist, aus einem lebensbedrohlichen Zustand, einer absoluten Einengung der Möglichkeiten wieder herauszufinden. In diesem Sinne haben die Betroffenen ein „Recht" auf eine Zwangseinweisung.

3.4 Medikamentöse Behandlung

Es gibt kein wirksames Medikament, das die zentralen Symptome der Magersucht wie Angst vor Gewichtszunahme, verzerrte Wahrnehmung des eigenen Körpers und übermäßige Bedeutung des Gewichts und der Figur für das Selbstwertgefühl direkt positiv beeinflusst.

Zwar wurde in einer neueren Untersuchung ein Hinweis darauf gefunden, dass möglicherweise das Antidepressivum Fluoxetin, ein Medikament, das gegen Depressionen hilft, im Anschluss an eine Behandlung mit erfolgreicher Gewichtszunahme dabei helfen kann, die Erfolge der Therapie länger aufrechtzuerhalten. Aber die pharmakologischen Studien zeigen keinen oder nur einen sehr schwachen positiven Einfluss auf die zentralen Symptome der Magersucht.

Trotzdem kann in der ambulanten und stationären Therapie manchmal eine Gabe von sogenannten Psychopharmaka, also Medikamenten, die auf die Psyche wirken, sinnvoll sein. Dies ist besonders der Fall, wenn zusätzliche psychische Erkrankungen wie z. B. Depressionen oder Zwänge vorhanden sind.

Bei depressiven Verstimmungen steht eine Vielzahl neuerer und altbewährter Medikamente, die sogenannten Antidepressiva, zur Verfügung. Je nach

Ausformung der depressiven Symptomatik sind unterschiedliche Antidepressiva geeignet. Allerdings stellen depressive Verstimmungen bei Magersüchtigen oft eine Folge des ausgeprägten Untergewichts und der Ernährungsgewohnheiten der Betroffenen dar. Oft hellt sich die Stimmung durch die Gewichtszunahme und die Normalisierung des Essverhaltens auch ohne Medikamentengabe auf. Bei Zwangserkrankungen haben sich ebenfalls einige der neueren Antidepressiva als hilfreich zur Linderung der Zwänge erwiesen. Zustände starker innerer Anspannung z. B. können u. a. durch niedrigpotente Neuroleptika gemildert werden.

Depressionen und Zwänge können jedoch parallel zur Essstörung oft allein mit Psychotherapie sehr gut behandelt werden. Ob für Sie eine Kombination mit Psychopharmaka notwendig ist, sollten Sie immer mit Ihrem Behandler absprechen und entscheiden.

3.5 Was kann ich zu meiner Behandlung beitragen?

Verständlicherweise werden Sie Ihre problematischen Verhaltensweisen nur schrittweise aufgeben können und so ist es einleuchtend, dass es in der Behandlung zu Rückschlägen und (wahrgenommenen) Misserfolgen kommen kann. Der wichtigste Beitrag, den Sie dabei zu Ihrer Behandlung leisten können, ist, dass Sie die entstehenden Schwierigkeiten offen ansprechen.

Dies ist allerdings aus zwei Gründen nicht ganz einfach. Erstens haben viele Magersüchtige extrem hohe Erwartungen an sich selbst. Dies liegt an der oft hohen Leistungsorientierung oder auch einem „Alles-oder-Nichts"-Denken nach dem Motto: „Wenn ich nicht alles 100%ig schaffe, dann habe ich komplett versagt." Wenn schnelle Erfolge, die häufig auch vom sozialen Umfeld erwartet werden, fehlen, wird dies schmerzhaft als Versagen erlebt.

Zum Zweiten entsteht die Neigung, Probleme herunterzuspielen oder zu verheimlichen, meist durch die große Angst vor Veränderung, nicht etwa aus mangelnder Bereitschaft, etwas zu verändern. Das Zugeben von Problemen und Rückschlägen ist mit der Angst verbunden, dass das Umfeld eine sofortige Veränderung erwartet. Machen Sie sich bewusst, dass Sie niemand zu einer Veränderung zwingen kann. Ihr Therapeut kann Ihnen nur „die Tür aufhalten", hindurchgehen müssen Sie selbst und die Entscheidung, das zu tun, wird jederzeit bei Ihnen liegen.

Weiterhin können Sie zum Erfolg der Behandlung beitragen, indem Sie Zweifel, die sich möglicherweise an den Vorschlägen Ihres Behandlers einstellen, frühzeitig äußern. Übernehmen Sie Mitverantwortung für *Ihre* Behandlung, fragen Sie nach, wenn Ihnen etwas unplausibel oder nicht passend für Sie erscheint. Diese Auseinandersetzung und Diskussionen sind wichtig und erwünscht in einer Therapie. Sie sollten die Schritte, die Sie in der Behandlung unternehmen sollen, sinnvoll und nachvollziehbar finden.

Außerdem ist für eine erfolgreiche Behandlung notwendig, dass Sie die Bereitschaft mitbringen, sich auf neue Erfahrungen einzulassen. Stellen Sie sich schrittweise Ihren Ängsten, indem Sie neue Verhaltensweisen ausprobieren. So können Sie überprüfen, ob Ihre Befürchtungen tatsächlich zutreffend sind, bevor Sie den nächsten Schritt unternehmen. Dabei kann es hilfreich sein, die Behandlung wie ein Experiment zu betrachten: Sie haben die Freiheit, jederzeit wieder in den anorektischen Zustand zurückzukehren oder aber sich für einen neuen Weg zu entscheiden.

3.6 Was Angehörige tun können

Wie unter Kapitel 1.6 beschrieben, wirkt sich die Magersucht oft auf die ganze Familie aus. Manche Familienmitglieder reagieren mit Unverständnis („Das kann doch nicht so schwer sein zu essen", „Was hast du denn, du bist doch nicht zu dick!"), andere wieder leiden unter Schuldgefühlen und der Befürchtung, für die Magersucht des Kindes verantwortlich zu sein. Die Familienmitglieder übernehmen oft aus (übermäßiger) Sorge zuviel Kontrolle. Es wird versucht, die Betroffenen zum Essen zu zwingen oder durch Tricks, wie zum Beispiel Butter oder Sahne ins Essen zu rühren, zum Zunehmen zu bringen. Das Gewicht wird kontrolliert. Dies erzeugt Spannungen und Konflikte in der Familie und ist meist kontraproduktiv. Die Betroffenen reagieren mit Widerstand und Tricks auf diese Kontrollversuche des Umfelds, der Kampf um das Essen und das Gewicht verschärft sich zunehmend.

Angehörige sollten im Umgang mit Magersüchtigen, die sich noch nicht in Behandlung befinden, auf folgende Punkte achten:
– Es ist wichtig, das Problem offen anzusprechen und nicht wegzuschauen. Die Betroffenen neigen dazu, das Problem zu verleugnen, insofern können sich diese Gespräche schwierig gestalten. Sie sollten das Gespräch trotzdem suchen, aber dabei Vorwürfe vermeiden.

- Sie sollten Unterstützung anbieten, aber diese nicht aufdrängen. Wenn sich keine Besserung einstellt, sollten Sie darauf bestehen, dass die Betroffene sich woanders, z. B. bei einem Psychotherapeuten, einer Beratungsstelle, beim Hausarzt, einer Selbsthilfegruppe etc. Hilfe holt.
- Sie sollten sich bei kompetenten Stellen über die Symptomatik, ihre Ursachen und Behandlungsmöglichkeiten informieren.
- Sie sollten sich nicht tyrannisieren lassen. Zeigen Sie Grenzen auf, bis zu denen Sie bereit sind, die Betroffene zu unterstützen. Benennen Sie Konsequenzen (z. B. bestehen Sie auf einer medizinischen Untersuchung), wenn diese Grenzen überschritten werden, bleiben Sie dann konsequent. Manchmal kann es auch notwendig sein, sich von der Betroffenen zu trennen: Wenn die ganze Familie leidet oder andere Kinder vernachlässigt werden, kann mithilfe der Sozialen Dienste über Alternativen nachgedacht werden (z. B. Pflegefamilie). Denken Sie als Mittel der letzten Wahl bei Lebensgefahr auch an die Möglichkeit einer Zwangseinweisung (vgl. Kapitel 3.3).
- Leben Sie Ihr eigenes Leben weiter. Sorgen Sie für sich, holen Sie sich eventuell selbst Hilfe in einer Therapie oder einer Selbsthilfegruppe für Angehörige. Manche Beratungsstellen für Essstörungen bieten solche Selbsthilfegruppen für Angehörige an.

Wenn sich die Betroffene bereits in der Therapie befindet, gibt es für Angehörige vielfältige Möglichkeiten zu helfen. Besonders bei jungen Betroffenen ist das Einbeziehen der Angehörigen in die Behandlung wichtig. In gemeinsamen Therapiegesprächen kann es darum gehen, ein gemeinsames Verständnis der Erkrankung zu entwickeln, Absprachen für Zuhause für den Umgang mit Essen und Gewicht zu treffen, Wünsche für den zukünftigen Umgang miteinander zu äußern, alte Verletzungen zu bewältigen und aktuelle Konflikte zu lösen. Zentral ist, dass Sie versuchen, die übermäßige Kontrolle über das Essverhalten der Magersüchtigen aufzugeben und ihr wieder selbst die Verantwortung für ihr Essverhalten und ihr Gewicht zu überlassen.

3.7 Was kann ich von der Behandlung erwarten?

Da die Problembereiche bei einer Magersucht von Person zu Person sehr unterschiedlich gelagert sind, wird das, was Sie von der Therapie erwarten können, immer auch von Ihrer individuellen Problemstellung abhängig sein. Die Ziele der Behandlung werden Sie individuell mit Ihrem Therapeuten festlegen.

Folgende allgemeine Therapieziele besitzen jedoch für die meisten Betroffenen Gültigkeit:
- Gewichtszunahme und Besserung des körperlichen Befindens und der körperlichen Leistungsfähigkeit, Wiederherstellung von Hunger- und Sättigungsempfinden.
- Akzeptieren der körperlichen Veränderungen, die mit einem höheren Körpergewicht einhergehen, „Aussöhnung" mit dem eigenen Körper und Körperakzeptanz.
- Normalisierung des Essverhaltens: Sie erlernen wieder, wie ein gesundes Essverhalten aussieht, bauen die Angst vor Nahrungsmitteln ab, erlernen normale Portionsgrößen einzuschätzen und sich regelmäßig und ausgewogen zu ernähren.
- Aufgeben von Heißhungeranfällen und Maßnahmen wie Erbrechen, Abführmitteleinnahme, übermäßigem Treiben von Sport.
- Verständnis für die Entstehung und Aufrechterhaltung der Krankheit entwickeln.
- Entwickeln von Lösungen für Ihre individuelle Problemkonstellation, z. B. Förderung der Gefühlsregulation, Aufbau sozialer Kompetenzen, Förderung des Selbstwerterlebens, Aufbau von Genuss- und Entspannungsfähigkeit und vieles mehr.

Das Erreichen dieser Ziele kann dabei unterschiedlich viel Zeit in Anspruch nehmen. Während es Ihnen z. B. möglicherweise recht rasch gelingt, eine Gewichtszunahme zu erreichen und dieses neue Gewicht zu halten, wird das Akzeptieren der neuen Körperformen und das Anfreunden mit dem neuen Gewicht vermutlich länger dauern.

Die Therapie soll Sie dazu befähigen, sich wieder mit dem Leben auseinanderzusetzen. Das bedeutet einerseits natürlich, sich den Anforderungen des Lebens zu stellen, z. B. im Beruf, in der Partnerschaft, im Freundeskreis und in der Familie. Damit verbunden werden Ängste und Probleme auftauchen, die Sie aushalten und bewältigen müssen. Eine Therapie wird insofern nicht alle Ihre Probleme lösen können – das wäre eine zu hohe Erwartung. Aber Sie werden diese Probleme eher ohne als mit einer Magersucht bewältigen können.

Andererseits geben Sie sich durch das Loslassen der Erkrankung und der damit verbundenen Einengung der Gefühle und Interessen auch die Chance, wieder Freude am Leben zu finden. Manche Lebensbereiche werden sich möglicherweise völlig neu für Sie erschließen, z. B. ein soziales Leben aufzunehmen, in dem Sie gemeinsam mit Freunden Essen gehen können, eine Partnerschaft zu leben, Kinder haben zu können, sich im Beruf zu verwirklichen. Sie haben die Möglichkeit, neue Interessen zu finden, sich selbst zu entdecken mit Ihren Möglichkeiten und Fähigkeiten, die Sie unabhängig von ihrer Figur und Ihrem Gewicht auszeichnen.

3.8 Muss ich vielleicht etwas in meinem Leben ändern?

Auch diese Frage ist nur sehr individuell zu beantworten. Manchmal ist es so, dass die Magersucht durch aufrechterhaltende Faktoren im Umfeld mitbedingt wird. Beispielsweise kann eine Betroffene in einem Umfeld, das sie als unkontrollierbar erlebt (z. B. durch Alkoholabhängigkeit eines oder beider Elternteile), die einzige Möglichkeit etwas zu beeinflussen darin sehen, dass sie ihr Gewicht und Essverhalten strengsten Regeln unterwirft. In diesem Fall kann eine durchgreifende Veränderung der Lebensumstände wie z. B. der Weggang von Zuhause und die Unterbringung in einer Wohngruppe notwendig sein, um den Ausstieg aus der Magersucht zu erleichtern. Ist eine Magersüchtige durch bestimmte Lebensumstände, wie allein leben, Beginn eines Studiums oder einer Ausbildung, überfordert, kann für eine Übergangszeit, bis sie sich den Anforderungen gewachsen fühlt, eine Veränderung der Umstände versucht werden. Wichtig ist auch, sich über seine persönlichen Risikosituationen klar zu sein und einen Umgang mit diesen zu überlegen. Beispiele für Risikosituationen sind, sich ständigem Stress auszusetzen, der zur persönlichen Überforderung führt, oder als Fitnesstrainerin zu arbeiten und sich dabei zuviel zu bewegen. Ferner ist das Risiko in bestimmten Berufsgruppen erhöht, z. B. bei Leistungssportlern. In diesen Fällen können durchgreifende Veränderungen notwendig sein, um das Risiko eines Rückfalls in die Erkrankung zu verringern.

In anderen Fällen hat sich die Symptomatik der Essstörung so sehr verselbstständigt, dass das Umfeld nur eine geringe oder keine Rolle bei der Aufrechterhaltung der Essstörung spielt. In diesem Fall müssen Sie nicht

Ihr Umfeld verändern, sondern Ihren Umgang mit den Dingen, was auch eine deutliche Veränderung Ihres Lebens bedeuten kann. Sollten Sie z. B. in der Therapie herausfinden, dass es zur Überwindung Ihrer Magersucht wichtig ist, sich selbst wichtiger zu nehmen und vermehrt für eigene Bedürfnisse einzustehen, wird sich dies auch auf Ihr Umfeld und Ihr gesamtes Leben auswirken.

Therapie bedeutet immer eine Veränderung – das Ausmaß der inneren bzw. äußeren Veränderung kann dabei sehr unterschiedlich sein.

4 Ein Fallbeispiel

Kirsten litt seit ihrem 16. Lebensjahr an einer Essstörung. Sie berichtete, dass ihre Mutter damals eine Krebserkrankung gehabt habe. Es sei ihrer Mutter sehr schlecht gegangen, sie habe kaum noch essen können. In dieser Situation stellte sich bei Kirsten der Gedanke ein, dass sie auch nicht essen dürfe, wenn ihre Mutter mit dem Tod ringt, verbunden mit starken Schuldgefühlen beim Essen. Gleichzeitig hatte sie an sich den Anspruch, stark zu sein, ihrer Mutter bloß nicht noch zusätzliche Sorgen zu machen. Vor der Erkrankung der Mutter war Kirsten schlank aber für ihr Alter normalgewichtig: Bei ihrer Körpergröße von 164 cm wog sie 49 kg, was einem BMI von 18,4 entspricht. Innerhalb kurzer Zeit nahm sie 3 bis 4 kg ab. Freunde gratulierten ihr zu der Gewichtsabnahme und machten ihr Komplimente zu ihrem „besseren Aussehen". Dies spornte Kirsten an, ihre Nahrungsaufnahme immer weiter einzuschränken – auch als es ihrer Mutter wieder besser ging. Auf ihr Untergewicht aufmerksam wurde sie erst, als ihre Menstruation ausblieb. Bis zum Alter von 18 Jahren verringerte sie ihr Gewicht schleichend bis auf 32,7 kg (BMI = 12,2). Sie beschäftigte sich den ganzen Tag nur noch mit Essen. Sie fastete, erlaubte sich nur früh morgens und am frühen Abend etwas zu essen zu sich zu nehmen, zum Beispiel ein Stück Obst, etwas fettfrei gekochtes Gemüse und etwas Joghurt mit 0,1 % Fett. Um nicht zuzunehmen ging sie täglich mehrere Stunden spazieren. Eigentlich versuchte sie immer auf den Beinen zu sein, weil sie einen starken Bewegungsdrang spürte. Eigene Gefühle nahm sie kaum noch wahr, alles drehte sich darum, die wenigen Mahlzeiten des Tages zu planen oder einzunehmen.

Der Umgang mit Gefühlen in ihrer Familie war auch vor Kirstens Erkrankung nicht leicht gewesen. Kirstens ältere Schwester hatte immer darüber gelacht, wenn Kirsten Gefühle von Ärger oder Traurigkeit äußerte. Als die Mutter so schwer krank wurde, sprach niemand in der Familie über seine Ängste und Sorgen im Zusammenhang mit der Krebserkrankung. Auch jetzt wurde in Kirstens Familie ihr körperlicher Zustand viel ernster genommen, als wenn Kirsten ansprach, dass es ihr nicht gut gehe.

Eine weitere besondere Bedingung in Kirstens Lebensumfeld war, dass ihre Familie sehr leistungsorientiert war – Schulnoten und andere Leistungen wurden sehr wichtig genommen. Dann gab es auch schon mal ein Lob und Kirsten merkte, dass ihre Eltern stolz auf sie waren.

Auf Kirstens Magersucht reagierte die Familie mit Unverständnis. Vater und Mutter waren etwas rundlich, achteten nicht auf ihre Figur. Sie konnten nicht verstehen, wie jemand „ohne Grund" so wenig essen kann. Aber sie zeigten sich sehr fürsorglich gegenüber ihrer Tochter, nahmen wo es nur ging Rücksicht. Kirsten bekam so seit langer Zeit wieder einmal Zuwendung von ihren Eltern. Auch Kirsten versuchte, Rücksicht auf ihre Eltern zu nehmen: Sie fühlte sich sehr verantwortlich dafür, dass es ihren Eltern, besonders aber ihrer Mutter, gut ging. Sie fühlte sich immer mehr dazu verpflichtet, Zeit mit ihren Eltern zu verbringen. Wenn sie etwas mit Freunden unternehmen wollte, hatte sie gegenüber den Eltern ein schlechtes Gewissen. Von Freunden zog sie sich so zunehmend zurück. Aber durch das Hungern hatte sie auch oft das Gefühl, stark und diszipliniert zu sein, etwas zu leisten. Mit den sie belastenden Dingen, wie z. B. ihrer zunehmenden Vereinsamung, konnte sie sich kaum noch beschäftigen. Kirstens ältere Schwester, die bereits ausgezogen war, reagierte aggressiv auf die Erkrankung ihrer Schwester. Innerhalb der Familie wurde allerdings kaum über Kirstens Essstörung und auch sonst wenig miteinander geredet.

Den ersten Klinikaufenthalt trat Kirsten widerstrebend an: Sie wollte lieber ihre Lehre als Bürokauffrau fortsetzen. Sie litt zwar darunter, dass ihre Gedanken ständig ums Essen kreisten, hatte aber riesige Angst davor, zunehmen zu müssen und „fett" zu werden. Aber ihr Arbeitgeber, der selber eine magersüchtige Tochter gehabt hatte, bestand darauf, dass sie sich einer Behandlung unterzog, wenn sie ihre Ausbildung fortsetzen wollte.

In der Therapie nahm sie 6 kg zu, erlernte wieder ein regelmäßiges Essverhalten. Mit etwas mehr Gewicht merkte sie bereits, dass es ihr körperlich besser ging. Dass ihre Schwester ihr bei einem Besuch einmal rückmeldete, sie habe ja schon wieder „einen ganz schönen Hintern in der Hose" wurde sie sehr verunsichert. Bald darauf beendete sie gegen den Rat ihrer Therapeutin mit einem noch stark ausgeprägten Untergewicht vorzeitig die Therapie (Entlassungsgewicht 39 kg). Sie hatte das Gefühl, die Magersucht „gut im Griff" zu haben. Um sich nicht mehr ständig dafür verantwortlich zu fühlen, dafür zu sorgen, dass es ihren Eltern gut ging, entschied sie sich, zu Hause auszuziehen. Sie hatte die Hoffnung, dass es ihr so eher gelingen würde, ihr eigenes Leben zu leben. Sie nahm sich fest vor, weniger Zeit mit ihren Eltern zu verbringen und wieder mehr mit Freunden zu unternehmen.

Zu Hause zurück bei ihrer Ausbildung gab es einen Kollegen, der gern seine Arbeit auf sie abwälzte. Er bat sie immer häufiger, Aufgaben für ihn zu übernehmen, während er z. B. im Internet surfte, aber Kirsten traute sich nicht, Nein zu sagen. Arbeit liegen zu lassen gelang ihr auch nicht, die Arbeit machte ihr immer weniger Freude. Außerdem fühlte sie sich von ihren Arbeitskollegen beobachtet, wenn sie etwas aß. Darauf reagierte sie mit „Trotz", aß zuerst weniger, dann gar nichts mehr. In der ersten Zeit nach der Entlassung aus der Therapie hatte sie alte Kontakte aufleben lassen und mit Bekannten Verabredungen getroffen. Nun zog sie sich wieder mehr zurück, verlor die Freude an diesen Aktivitäten. Sie verbrachte viel Zeit allein in ihrer Wohnung, wurde allmählich regelrecht ängstlich in sozialen Kontakten. Die gedankliche Beschäftigung mit dem Essen und der Bewegungsdrang nahmen langsam immer mehr Raum ein. Als Kirsten am Jahresende durch vermehrte Überstunden zusätzlich belastet war, schränkte sie ihre Nahrungsaufnahme weiter ein und nahm innerhalb von drei Monaten wieder auf 35 kg ab. Ihre eigene Wohnung gab sie auf und zog „übergangsweise" wieder zurück zu den Eltern.

Mit diesem Gewicht begab sie sich erneut in stationäre Therapie in einer Psychosomatischen Klinik. Diesmal gelang ihr die Gewichtszunahme nicht so leicht. Einerseits war sie deutlich niedergeschlagener als beim ersten Klinikaufenthalt. Andererseits kämpften die ganze Zeit zwei Seiten in ihr miteinander, „Engelchen" und „Teufelchen" hatte sie sie getauft. Die gesunde Seite, das Engelchen, wünschte sich gesund zu werden. Aber das Teufelchen hielt immer dagegen. Das Teufelchen erinnerte sie an ihre große Angst vor den Folgen einer Veränderung ihres Verhaltens, vor der Gewichtszunahme und den damit einhergehenden körperlichen Veränderungen. Wofür lohnte es sich denn überhaupt, den schwierigen Weg des Gesundwerdens zu gehen? Kirsten gelang es nicht, aus eigener Kraft zuzunehmen, Hoffnungslosigkeit und Angst waren stärker als ihre gesunde Seite.

Nach zwei Wochen begab sich Kirsten freiwillig auf den dringenden Rat ihrer Therapeutin und ihres Arztes zur Gewichtszunahme per zentralem Venenkatheter in die internistische Abteilung eines nah gelegenen Krankenhauses.

Dort hatte sie ein Schlüsselerlebnis. Sie lag in einem Zimmer mit schwer körperlich Kranken. Kirsten wurde bewusst, wie sie ihrem Körper durch ihr Verhalten schadete, dass sie sich selbst in so einen bedrohlichen körperlichen Zustand gebracht hatte. Dafür schämte sie sich sehr. Mit internistischer Hilfe nahm sie 4 kg zu und setzte danach den Klinikaufenthalt in der Psychosomatischen Klinik fort. Dort ging es ihr zunächst merkwürdigerweise sehr schlecht, obwohl sie froh war, nicht mehr im Krankenhaus zu liegen. In der Therapie wurde gemeinsam herausgefunden, dass dies damit zusammenhing, dass eine Mitbetroffene aus dieser Klinik noch immer in der internistischen Abteilung des Krankenhaus liegen musste. Kirsten glaubte, es dürfe ihr nicht gut gehen, wenn es jemand anderem nicht gut gehe – so wie es auch zu Beginn ihrer Erkrankung mit ihrer Mutter gewesen war. Ein wichtiges Thema in der ganzen Therapie war deshalb, dass Kirsten lernte, mit sich selbst unabhängig von dem Befinden anderer fürsorglich umzugehen. Notwendig dafür war, dass sie sich dies selbst zunächst einmal erlaubte.

Ein zweites wichtiges Erlebnis war, dass Kirsten Tante wurde: Ihre Schwester bekam ein Kind. Kirsten wurde bewusst, dass sie selbst sich auch eine Familie wünscht, dass dies aber mit ihrer Essstörung nicht vereinbar war.

Kirsten setzte sich in der Therapie dann ganz intensiv mit sich und ihren Problembereichen auseinander. Sie erkannte, dass sie gelernt hatte, keine Gefühle zu zeigen und Gefühle wegzuschieben, weil dies verletzlich macht. Auch eigene Bedürfnisse konnte sie kaum wahrnehmen, geschweige denn äußern. Die Essstörung war hier für sie sehr hilfreich gewesen: Einerseits hatte sie Gefühle kaum noch wahrgenommen, andererseits war das Abnehmen ein guter Weg gewesen, um Aufmerksamkeit und Zuwendung von ihrer Familie zu bekommen, ohne das Bedürfnis danach äußern zu müssen.

Kirsten übte einerseits, verstärkt auf ihre Gefühle zu achten und diese auch zu äußern, selbst wenn dies vielleicht bedeutete, jemand anderen zu verletzen oder sich selbst verletzlich zu machen. Und sie lernte, sich auf anderen Wegen Aufmerksamkeit und Zuwendung zu verschaffen. Zum Beispiel forderte sie einen Termin beim Leiter der Station ein, weil sie ihm gern von ihren Fortschritten berichten wollte. Wie groß Kirstens Fortschritte waren, zeigte sich darin, dass sie sich auch in der Therapie traute, Kritik zu üben: Sie hatte sich einmal sehr über ihre Therapeutin geärgert, die die Einzeltherapiestunde wegen eines Telefonats abrupt beendet hatte. Statt wie gewohnt das Gefühl von Ärger und Verletzung herunterzuschlucken, holte Kirsten sich einen Termin und sprach ihre Gefühle offen an. Hilfreich war für sie die Teilnahme am sozialen Kompetenztraining in der Gruppe, wo sie solche kritischen Situationen im Rollenspiel erprobte. Unter anderem übte sie, sich im Rollenspiel gegenüber ihrem Kollegen abzugrenzen. In der Bewegungstherapie arbeitete sie daran, Gefühle auch körperlich auszudrücken. In allen Gruppen- und Einzeltherapien wurde darauf geachtet, Kirsten in der Wahrnehmung und Äußerung ihrer Gefühle und Bedürfnisse zu unterstützen.

Kirsten wurde immer mehr bewusst, wie sehr sie auf soziale Kontakte und enge Beziehungen zu Mitmenschen angewiesen war. Sie vermisste Nähe und Warmherzigkeit jedoch besonders in ihrem familiären Umfeld. Die emotionale Distanziertheit in ihrer Familie belastete sie sehr. Kirsten bemühte sich deshalb sehr darum, Kontakte mit alten Freunden wieder aufzunehmen und neue Kontakte zu knüpfen. Sie begann damit, sich eine „Familie aus Freunden" aufzubauen.

Wichtig war hier auch, dass Kirsten sich erlaubte, ihren Leistungsanspruch an sich zu senken. Sie hatte die Befürchtung, abgelehnt zu werden, wenn sie einen Fehler machte. Sie konnte diese Befürchtung immer mehr relativieren, da sie sich traute, Dinge einmal nicht perfekt zu machen und die Erfahrung machen konnte, dass sie trotzdem noch geschätzt wird, einfach weil sie sie war.

Und natürlich lag ein großer Schwerpunkt darauf, Kirsten dabei zu helfen, wieder normal zu essen und an Gewicht zuzunehmen. Am Ende der fast sechsmonatigen Therapie hatte Kirsten viele Lebensmittel ihrer „Schwarzen Liste" wieder in ihren Essplan aufgenommen. Sie aß regelmäßig zwei bis drei Haupt- und zwei bis drei Zwischenmahlzeiten und hatte fast die unterste Grenze ihres Normalgewichts erreicht: Bei Entlassung wog sie 51,2 kg (BMI = 19). Sie fühlte sich dabei sehr wohl in ihrem Körper.

Nach der Entlassung zog Kirsten in eine Wohngemeinschaft. Sie bemühte sich sehr um ihre neue „Familie aus Freuden", darum, aktiv zu sein, mit sich selbst gut umzugehen und auf ihre Gefühle und Bedürfnisse zu achten. Ihre Familie sieht sie deutlich seltener, aber regelmäßiger, und sie merkt, wie gut ihr der Abstand tut. Während ihr die Abgrenzung gegenüber ihrem Kollegen im Beruf anfangs noch schwer fiel, bewältigt sie dies nun souverän. Eine kurze Beziehung zu einem Mann, die leider an der großen Entfernung scheiterte, hat sie darin bestärkt, dass es sich lohnt, gesund zu sein und das Leben in vollen Zügen zu leben.

Anhang

Wichtige Adressen

Kliniken (eine Auswahl)

Medizinisch-Psychosomatische Klinik Bad Bramstedt
Birkenweg 10
24576 Bad Bramstedt
Tel.: 0 41 92/5 04-5 00

Medizinisch-Psychosomatische Klinik Roseneck
Am Roseneck 6
83209 Prien am Chiemsee
Tel.: 0 80 51/6 01-0

Psychosomatische Klinik Bad Dürkheim
Kurbrunnenstraße 12
67098 Bad Dürkheim
Tel.: 0 63 22/93 40

Psychosomatische Klinik Bad Pyrmont
Bombergallee 10
31812 Bad Pyrmont
Tel.: 0 52 81/61 90

Selbsthilfegruppen/Beratungsstellen

NAKOS – Nationale Kontakt- und Informationsstelle zur Anregung und Unterstützung von Selbsthilfegruppen
Wilmersdorfer Straße 39
10627 Berlin
Tel.: 0 30/31 01 89 60
E-Mail: selbsthilfe@nakos.de
www.nakos.de

ANAD e. V. Beratungsstelle
Seitzstraße 8
80538 München
Tel.: 0 89/21 99 73-0
E-Mail: beratung@anad.de
www.anad-pathways.de

Internet

www.magersucht-online.de

Literatur

Selbsthilfebücher

Fairburn, C. (2006). *Ess-Attacken stoppen. Ein Selbsthilfeprogramm.* Bern: Huber.
Treasure, J. (2001). *Gemeinsam die Magersucht besiegen.* Weinheim: Beltz.

Fachbücher

Jacobi, C., Thiel, A. & Paul, Th. (2000). *Kognitive Verhaltenstherapie der Bulimia und Anorexia nervosa.* Weinheim: Beltz/PVU.
Jacobi, C., Paul, Th. & Thiel, A. (2004). *Essstörungen. Fortschritte der Psychologie.* Göttingen: Hogrefe.

Arbeitsblätter

Arbeitsblatt: Möchte ich die Magersucht aufgeben? 1

Durch die Magersucht hat sich notwendigerweise einiges in Ihrem Leben verändert, für Sie und für andere. Wenn Sie die Erkrankung aufgeben, werden Sie positive Veränderungen erleben, möglicherweise aber auch Härten in Kauf nehmen müssen. Dieses Arbeitsblatt soll Ihnen dabei helfen, sich darüber Klarheit zu verschaffen, ob sich für Sie das Aufgeben der Magersucht lohnt.

Durch die Erkrankung hat sich Folgendes zum Positiven verändert:

_____

_____

_____

_____

Folgende Nachteile haben sich durch meine Magersucht ergeben:

_____

_____

_____

_____

Welche Veränderungen werden eintreten, wenn ich die Magersucht aufgebe?

	Vorteile	Nachteile
Kurzfristig	_____	_____
	_____	_____
	_____	_____
Langfristig	_____	_____
	_____	_____
	_____	_____

Arbeitsblatt: Essprotokoll

Halten Sie genau fest, was, wie viel und wann Sie essen und trinken.
Die Beobachtung der Situation, der Gedanken und Gefühle soll Ihnen helfen festzustellen, welche Auslöser es für problematisches Essverhalten gibt.

Mahlzeit von ... bis	Situation/Anlass wo/mit wem ...	Gefühle/Gedanken vorher	Hunger %*

* Bitte geben Sie Ihr Hunger- und Sättigungsgefühl in Prozent an: 0 % = minimale(r) Hunger/Sättigung, 100 % = maximale(r) Hunger/Sättigung
** EA = Essanfall, E = Erbrechen, BEA = Bedürfnis nach Essanfall, BE = Bedürfnis nach Erbrechen

Nahrungsmittel/Getränke es, was durch meinen Mund geht	Sättigung %*	EA/E BEA/BE**	Gefühle/Gedanken während und nachher

Arbeitsblatt: Schwarze Liste „verbotener Nahrungsmittel" 3

Notieren Sie in dieser Liste Ihre sogenannten „erlaubten" und „verbotenen" Nahrungsmittel. „Erlaubte" sind diejenigen Nahrungsmittel, die Sie sich erlauben zu essen, ohne sie im Anschluss daran wieder zu erbrechen. „Verbotene" Nahrungsmittel sind die, von denen Sie denken, dass Sie sie eigentlich nicht essen sollten, weil sie z. B. zu viele Kalorien haben oder Ihrer Ansicht nach „ungesund" sind. Sortieren Sie die „verbotenen" Nahrungsmittel danach, wie stark angstauslösend sie sind. Bauen Sie sie Schritt für Schritt wieder in Ihren Essplan ein. Beginnen Sie mit etwas Leichtem. Probieren Sie es immer wieder.

„Erlaubte" Nahrungsmittel	„Verbotene" Nahrungsmittel

Buchtipps

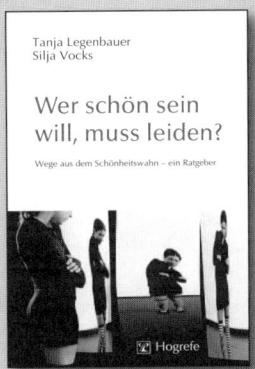

Tanja Legenbauer · Silja Vocks

Wer schön sein will, muss leiden?

Wege aus dem Schönheitswahn – ein Ratgeber

2005, 135 Seiten, Kleinformat,
€ 16,95 / sFr. 29,90
ISBN 978-3-8017-1868-8

Der Ratgeber spricht all jene an, die mit sich und ihrem Körper unzufrieden sind und einen Weg aus dem Teufelskreis aus Diätverhalten, Disziplin, Kontrolle und sozialer Zurückgezogenheit suchen. Er zeigt Wege auf, den eigenen Körper wieder akzeptieren zu lernen und zu ihm und seiner Individualität zu stehen.

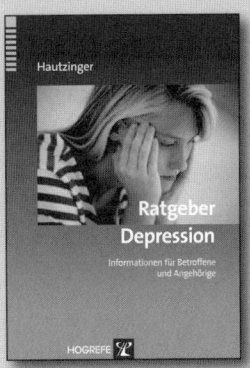

Martin Hautzinger

Ratgeber Depression

Informationen für Betroffene und Angehörige

(Ratgeber zur Reihe »Fortschritte der Psychotherapie«, Band 13)
2006, 75 Seiten, Kleinformat,
€ 8,95 / sFr. 14,60
ISBN 978-3-8017-1879-4

Depression ist eine häufige Erkrankung, von der immer mehr Menschen betroffen sind. Der Ratgeber klärt über die Beschwerden und das Krankheitsbild, die Ursachen und die Behandlungsmöglichkeiten auf. Er hilft dabei, die eigene Krankheit bzw. die Krankheit eines Anghörigen oder Freundes besser zu verstehen und zeigt Selbsthilfemöglichkeiten auf.

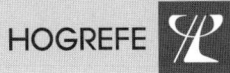

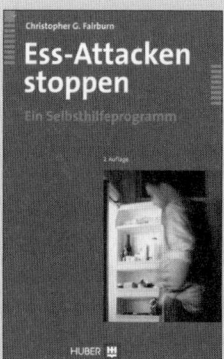

Christopher G. Fairburn

Ess-Attacken stoppen
Ein Selbsthilfeprogramm

Aus dem Englischen übersetzt
von Irmela Erckenbrecht.
2., unveränd. Aufl. 2006.
251 S., 19 Abb., 9 Tab., Kt
€ 19.95 / CHF 32.00
ISBN 978-3-456-84362-9

Erfolgreich in klinischer Praxis getestet, ist dieses Buch ein wirksamer Ratgeber für alle, die Ermutigung und praktische Hilfestellung bei krankhaften Ess-Attacken suchen.

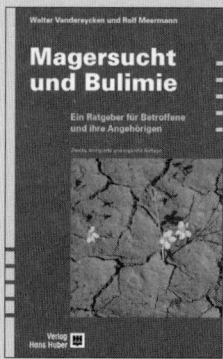

Walter Vandereycken / Rolf Meermann

Magersucht und Bulimie
Ein Ratgeber für Betroffene und ihre Angehörigen

Übersetzt von Matthias Wengenroth.
2., korr. u. erg. Aufl. 2003.
95 S., Abb., Tab., Kt € 13.95 / CHF 23.80
ISBN 978-3-456-83945-5

Dieses Buch hilft Ess-Störungen zu erkennen, die Betroffenen besser zu verstehen und sie gezielt bei der Bewältigung ihrer Probleme zu unterstützen.

Erhältlich im Buchhandel oder über
www.verlag-hanshuber.com

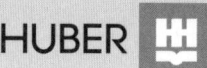